guía de

yoga

Janice Jerusalim

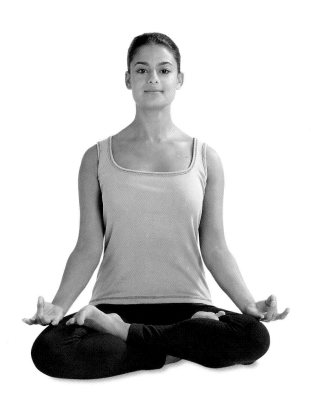

_p_

Copyright © 2004 de la edición española: Parragon
Queen Street House, 4 Queen Street, Bath BA1 1HE, RU
Traducción del inglés: Olga Delgado para Equipo de Edición, S.L., Barcelona
Redacción y maquetación: Equipo de Edición, S.L., Barcelona

ISBN: 1-40540-251-2

Impreso en China

NOTA

La información contenida en este libro no pretende ser un substituto del consejo médico.
Cualquier persona bajo tratamiento facultativo debería consultar a profesionales médicos
o terapeutas cualificados antes de empezar cualquiera de los programas de ejercicios
descritos en este libro.

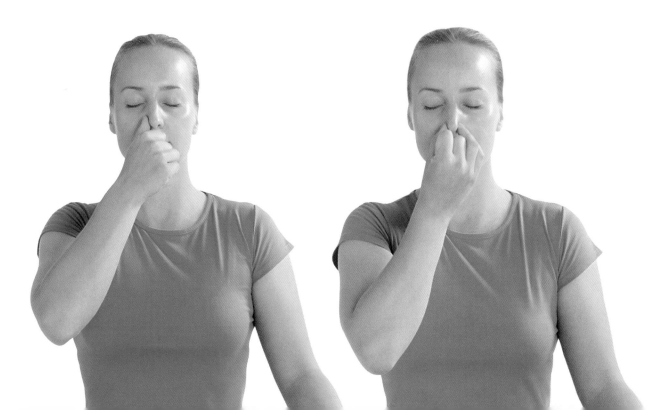

Sumario

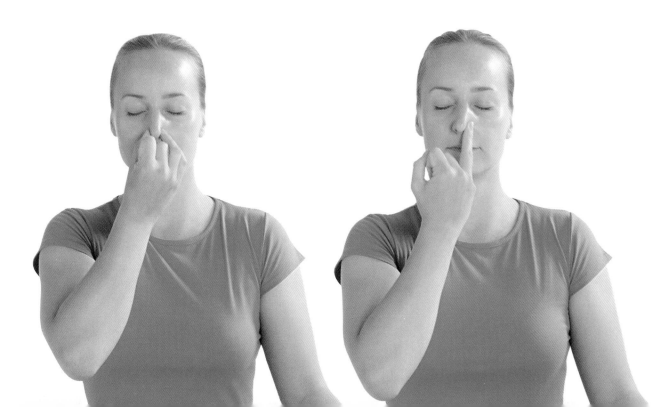

Introducción

Si este libro consigue despertar su interés por el conocimiento del yoga, éste puede ser el primer paso de un largo y liberador viaje hacia la autorrealización. Yo mismo inicié este camino hace 10 años, cuando aún ignoraba la filosofía que esta práctica encierra; sólo buscaba un programa de ejercicios para ponerme en forma y mejorar así la flexibilidad y la tonificación muscular.

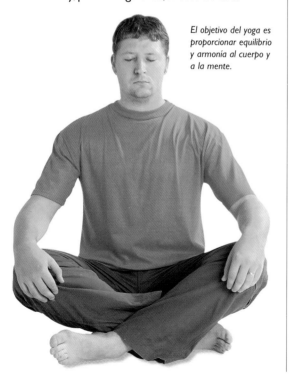

El objetivo del yoga es proporcionar equilibrio y armonía al cuerpo y a la mente.

Me considero muy afortunado por haber conocido a Nasser, mi profesor de yoga durante 7 años. Gracias a sus sabios consejos, pronto se hizo evidente que los beneficios del yoga superan con creces los de un mero programa de ejercicios para mejorar la forma física. Me enseñó que la mente y el cuerpo están unidos y, por consiguiente, si éste no está alineado no podremos controlar nuestra mente. También me dijo que estirar, purificar y sanar el cuerpo le proporcionaría equilibrio y armonía a la mente, lo que comporta salud, felicidad y plenitud. Aprendí a deshacerme de los condicionamientos negativos del pasado para poder tomar mayor conciencia de cómo el contenido emocional de los pensamientos que tengamos hoy pueden determinar nuestra realidad de mañana.

Estuve practicando yoga con Nasser durante unos seis años, hasta que decidió que ya estaba preparado para profundizar mi formación de yoga con un viaje a la India. Así, me encontré estudiando en el Institute of Yogic Culture de Trivandrum, Kerala, durante unas semanas. Tres horas de práctica por la mañana seguidas de un masaje completo (con los pies) y de un baño en el cálido océano Índico me hicieron sentir en el paraíso. En un anterior viaje por el Himalaya ya me había percatado del modo en que ese país puede cambiar tu punto de vista y afectarte de una forma decisiva. Aún así, no estaba preparado para el cambio que esta nueva experiencia me depararía. Los ejercicios físicos, las técnicas

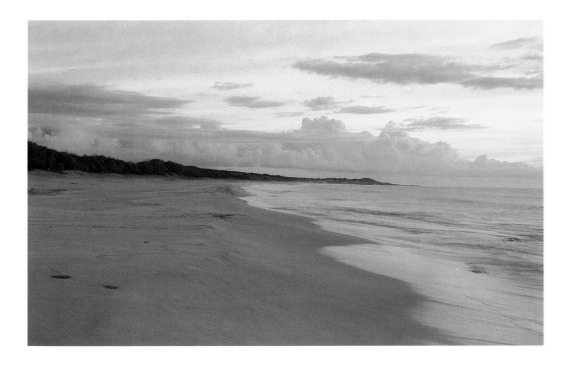

respiratorias, el centrarse en el cuerpo, el masaje y la belleza de Kerala me aportaron una visión nueva de los principios del yoga. Al regresar a Londres me mudé de barrio, cambié de trabajo, entablé nuevas amistades, empecé una relación de pareja muy satisfactoria y decidí enseñar yoga en mi tiempo libre.

Así pues, lo que quizás empezó como una simple búsqueda de un método para mejorar la forma física, me condujo a un mejor conocimiento de mí mismo y a un estilo de vida mucho más sano. Todavía tengo que experimentar el verdadero significado de la autorrealización, pero tengo mucho tiempo para ello y, mientras tanto, el yoga seguirá moldeando mi presente y creando un futuro positivo.

A medida que giramos en la espiral de la "Nueva Era de Acuario", la energía que nos

El yoga se practica en la India desde hace milenios. Este bellísimo paraje de Kerala, arriba, es el escenario natural perfecto para esta revitalizante práctica.

rodea vibra cada vez a una frecuencia más elevada. El tiempo se nos escapa rápidamente y debemos encontrar la manera de sosegarnos y aminorar la marcha.

Hoy en día, reinan el desasosiego y la confusión en todo el mundo, y nunca ha habido tanta necesidad de restablecer el equilibrio de la naturaleza y de curarnos a nosotros mismos.

A nivel más práctico, el yoga es una manera fácil y agradable de mejorar nuestra salud y de hacernos sentir más fuertes. Lo único que se requiere es estar dispuesto a someterse a un cambio positivo y a los múltiples beneficios de esta práctica.

PARTE I: FUNDAMENTOS

¿Por qué el yoga?

Si quiere relajarse y disfrutar de un equilibrio, concentración y sosiego mayores, el yoga le ayudará a conseguirlo. Si quiere alcanzar una mayor serenidad mental y saber cuál es el potencial que usted esconde, el yoga es la respuesta. El yoga contribuirá a mejorar su salud física, tonificará sus músculos y órganos internos, aliviará posibles tensiones, le ayudará a perder peso y fortalecerá sus huesos.

El yoga es para todos

Olvídese de su nivel de forma física. Olvídese de su edad. Elimine sus prejuicios sobre qué es el yoga. El yoga es para todos. Se trata de una actividad no competitiva, personal y divertida que puede producir resultados sorprendentes. Empiece por el principio y continúe a su propio ritmo. Independientemente de si es usted un principiante o un practicante avanzado, el yoga puede beneficiarle en muchos aspectos. Con un cierto nivel de compromiso y un poco de tiempo y esfuerzo, el yoga puede hacerle cambiar tanto como desee.

El yoga es un arte, una ciencia y una filosofía de vida

Los orígenes del yoga se pierden en las tinieblas del tiempo. Parece ser que esta sabiduría ancestral, conocida como "la ciencia suprema de la vida", fue revelada a grandes sabios de la India hace unos 3.000 o 4.000 años. Esta inmensa fuente de conocimientos, llevada a la práctica con el yoga, puede conducir hacia una salud y control mental mayores y, finalmente, a la autorrealización.

La sociedad de hoy en día es un reflejo de la creencia de que las enfermedades, las luchas y los conflictos son propios de la naturaleza humana.

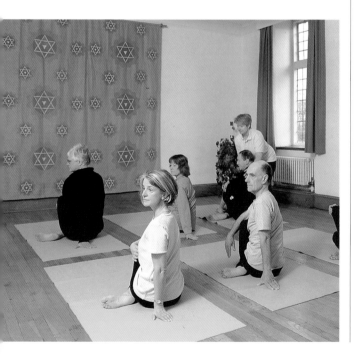

Practicar el yoga en grupo puede servirle de motivación, pero es importante que esté atento a su cuerpo y trabaje a su propio ritmo en lugar de compararse con los demás.

"La unión de todas las cosas"

El término "yoga" significa "unión": unión de mente, cuerpo y espíritu. Es la unión entre el ser y el espíritu cósmico inteligente de la creación, "la unión de todas las cosas".

Los condicionantes negativos promueven la ignorancia y nos impiden desarrollar nuestro verdadero potencial. Estos pensamientos negativos se quedan almacenados en nuestro cuerpo y son causa de bloqueos y desequilibrios en nuestra salud. El envejecimiento del cuerpo es, sobre todo, un proceso artificial provocado por el estrés, una dieta deficiente, la ingestión de toxinas y la exposición a radiaciones solares nocivas. Al purificar nuestro cuerpo y mantenerlo ágil podemos ralentizar el proceso de degeneración celular.

El yoga en la actualidad

En este mundo tan cambiante, de ritmo frenético, avances tecnológicos y presiones financieras, cada vez son más las personas que optan por los principios del yoga. Estudios científicos recientes han demostrado que la práctica regular del yoga reduce los problemas respiratorios, digestivos y de presión arterial, así como elimina el estrés y la tensión, y ayuda a paliar los síntomas de la artritis y de la arteriosclerosis. Los resultados obtenidos en un estudio de seis meses indican un aumento espectacular de la capacidad pulmonar y de la capacidad para soportar el estrés, así como una reducción del peso, del colesterol y de los niveles de azúcar en sangre.

El yoga le permite contrarrestar de forma natural el estrés de la vida moderna y le ayuda a conseguir la calma interior.

Armonía y equilibrio con el hatha yoga

Existen muchas formas de yoga, pero el hatha yoga es la forma más habitual de las practicadas en Occidente. El hatha yoga se concentra en la parte física del cuerpo como medio para alcanzar la autorrealización. Nos enseña cómo el control del cuerpo es la clave para el control de la mente.

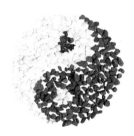

El yoga es un mágico programa para mantenerse en forma que le ayuda a alcanzar el equilibrio emocional, agudiza el intelecto y aporta serenidad. Dos de los aspectos que han hecho tan popular el yoga en nuestra cultura son: la atención al cuerpo físico y el énfasis en las posturas. Y no es preciso que usted sea una persona muy espiritual para poderlo practicar. Comience con los ejercicios físicos —las posturas— y observe adónde le conducen. Si opta por practicar yoga de forma regular, no sólo mejorará la flexibilidad de su cuerpo, sino también la de su mente. A medida que nos abrimos a la filosofía del yoga, nos abrimos también a las posibilidades que nos brinda la vida. Aprendemos a dejar a un lado el pasado y a deshacernos del "equipaje". Nuestras barreras se vienen abajo y una nueva energía irrumpe en los espacios que hemos liberado. Al final, con un poco de paciencia, disciplina y práctica, comprobará los cambios en su propio cuerpo.

Ha (Sol) Tha (Luna)

El hatha yoga hace énfasis en equilibrar las fuerzas opuestas del cuerpo, como la energía masculina (el sol) y la energía femenina (la luna), izquierda y derecha, inspiración y espiración, alegría y tristeza, y así sucesivamente, devolviendo al cuerpo su equilibrio natural. Las flexiones hacia delante son seguidas por flexiones hacia atrás, las posturas erguidas por posturas invertidas, contracciones por estiramientos, y los movimientos a la izquierda por sus equivalentes hacia la derecha.

La práctica de las posturas de yoga le ayudará a liberar su cuerpo. Poco a poco, también su mente irá haciéndose más flexible y abierta.

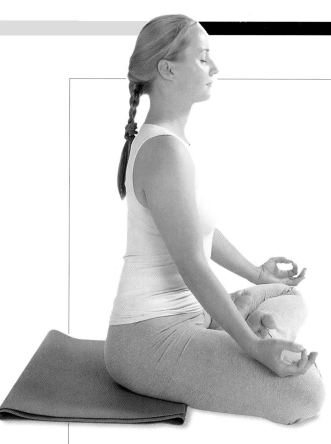

Los cinco principios del yoga

3 Control respiratorio: pranayama

Las técnicas respiratorias, o pranayama, aumentan la capacidad pulmonar, ayudándole a respirar de forma más completa. También le ayudan a fortalecer los órganos internos, mejoran el control mental y potencian la capacidad de relajación.

4 Una dieta nutritiva

Una dieta bien equilibrada y nutritiva estimula el sistema inmunológico, mejora la salud y ayuda apaciguar la mente. Como resultado, aumentará la resistencia de su cuerpo frente a las enfermedades y se sentirá mejor y más saludable.

5 Pensamiento positivo y meditación

El yoga considera el pensamiento positivo como uno de sus principios más importantes. Se trata de entrenar la mente para purificar los pensamientos y permitir que emerja un nuevo "yo" más seguro. Al final, la meditación le conduce a la autorrealización: el propósito real del yoga.

1 Relajación

Con la relajación descansa todo el organismo y se elimina la tensión muscular. La relajación después de los ejercicios deshace los bloqueos del organismo, restablece el flujo normal de energía en el cuerpo y ayuda a calmar la mente.

2 Ejercicios: asanas

Las posturas de yoga, denominadas asanas, ayudan a estirar y tonificar los músculos y fortalecen los huesos y los ligamentos. Los asanas mejoran la circulación y mantienen la columna, los músculos y las articulaciones más flexibles. Con los asanas, el cuerpo produce más endorfinas –"hormonas de la felicidad"–, por lo que es posible también aliviar los síntomas de la depresión.

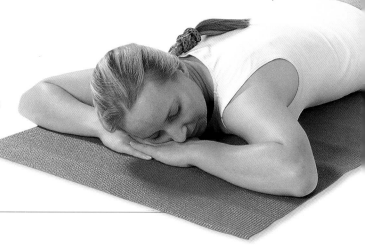

El compromiso con un estilo de vida más saludable

La palabra "compromiso" implica disciplina y encontrar un hueco para practicar yoga de forma regular. "Otro quehacer más que añadir a la ya muy ajetreada vida cotidiana", podría alegar usted. El término "compromiso" puede sonar chocante, pero ¿no sería maravilloso dedicar algo de tiempo a aminorar la marcha, tomar aliento y dejar a un lado toda la tensión?

En cuanto comience a percatarse de los beneficios de un sistema que no sólo fomenta el bienestar, sino que también reduce el estrés acumulado durante el trabajo, el yoga dejará de ser una obligación. Muy pronto, la mente se acostumbrará a aceptar la práctica del yoga como una parte más de la vida cotidiana. Olvídese del problema del tiempo. Usted encontrará más tiempo para sus ocupaciones

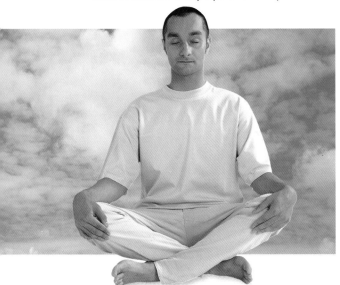

En cuanto incorpore el yoga a su vida cotidiana, comprobará cómo enseguida se convierte en un hábito divertido y natural en lugar de una obligación.

cuando su mente esté centrada, su pulso normalizado, su presión arterial regulada, sus músculos más relajados y su ritmo respiratorio estabilizado. Cuanto más a menudo ponga su conciencia en estar concentrado y equilibrado, más poderoso y próspero será. No se puede permitir el lujo de no encontrar tiempo para practicar yoga. Todo lo que necesita es paz, silencio y compromiso. Tampoco se preocupe si al comenzar su forma física y flexibilidad no son buenas, enseguida notará más vitalidad para realizar con más diligencia su programa de tareas diarias. Y no olvide que usted es el responsable de su salud y de su felicidad.

Un programa personalizado

La lectura es una excelente manera de adentrarse en el conocimiento del yoga. Cuanto más comprenda su filosofía, mejor sabrá cómo aplicársela a sí mismo y mayor provecho sacará de ella.

Usted puede incorporar todos sus conocimientos en un plan personalizado. A largo plazo, sin embargo, la forma más adecuada de aprender yoga es con un profesor que le pueda guiar, resolver sus dudas y ayudarle a perfeccionar su posturas. Podría proponerse asistir a clase una vez por semana y luego, quizás, practicar una o dos sesiones de media hora en casa. El objetivo más importante es practicar yoga de forma regular. Siga un plan y pronto podrá comprobar sus beneficios.

Además, recuerde que el sentimiento de culpabilidad no tiene cabida en el yoga, practicar un poco es mejor que nada. Y como no hay dos cuerpos que sean idénticos, tampoco existe una práctica única ideal para todos. Así, es posible que durante un tiempo necesite experimentar con diferentes escuelas antes de encontrar la que más le convenza.

Recomendaciones para la práctica del yoga

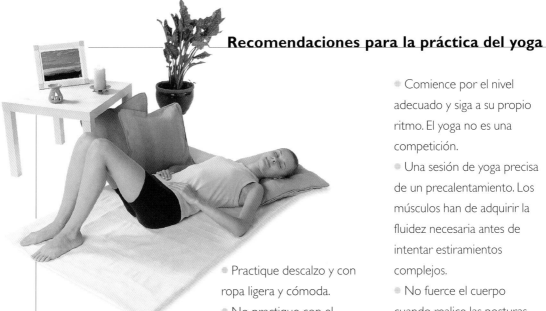

* Comience por el nivel adecuado y siga a su propio ritmo. El yoga no es una competición.

* Una sesión de yoga precisa de un precalentamiento. Los músculos han de adquirir la fluidez necesaria antes de intentar estiramientos complejos.

* No fuerce el cuerpo cuando realice las posturas. Intente llegar sólo hasta el "limite" de la incomodidad, dirija la respiración hacia los músculos implicados y mantenga la postura durante varias respiraciones. Con la práctica, cada vez le será más fácil profundizar más y más en cada postura, hasta que un día descubrirá que ha alcanzado el objetivo.

* Practique descalzo y con ropa ligera y cómoda.

* No practique con el estómago lleno. Tras una comida copiosa deje pasar más de cuatro horas, o más de dos, si ha tomado un refrigerio.

* Quítese las lentes de contacto y recójase el pelo.

* Si hace frío, trabaje en una habitación caldeada. A medida que progrese en el yoga, será capaz de generar su propio calor.

* Una sesión ideal debe realizarse en un lugar tranquilo y apacible. Para evitar posibles interrupciones, desconecte el teléfono, el móvil y quítese el reloj.

* Trabaje sobre una colchoneta lo bastante larga como para permitir que su cuerpo descanse con comodidad.

De lo desconocido a lo conocido

La Mente Universal dirige todo lo que pasa con la Inteligencia Suprema. Penetra en todas las fibras de la existencia; cualquier cosa animada es expresión de dicha inteligencia. Nuestros cuerpos y todo lo que percibimos representan la transformación de lo desconocido e invisible en lo conocido y visible.

El proceso de la creación es la manera de expresarse que tiene la Divinidad. El universo físico es pura conciencia (energía) en movimiento. Cuando percibimos que nuestra verdadera naturaleza es la expresión de la inteligencia universal, empezamos a darnos cuenta del ilimitado potencial de lo que somos.

¿Qué es el prana?

El prana es la fuerza sutil que da vida a todas las manifestaciones de la creación, es una "corriente vital" que extraemos del oxígeno que respiramos y que circula por todo nuestro cuerpo.

Al practicar yoga, podemos obtener y almacenar más prana y sentir de esta manera una mayor conexión con el "todo".

Los chakras y los nadis

Según los sabios yóguicos nuestro cuerpo físico está rodeado e interpenetrado por un cuerpo sutil: el cuerpo astral. De la misma forma que el cuerpo físico tiene nervios, el cuerpo astral tiene sus equivalentes: los nadis.

Existen unos 72.000 nadis, tres de los cuales, los más importantes, son: sushumna, ida y pingala.

El nadi sushumna corresponde a la columna vertebral; el nadi ida sube desde la base de la columna por el tronco hasta acabar en el orificio izquierdo de la nariz; el nadi pingala también asciende desde la base de la columna, pero acaba en el orificio derecho de la nariz. Se dice que los nadis ida y pingala se entrecruzan en su camino de ascenso y que en los distintos puntos de cruce están situados los chakras.

Los siete chakras constituyen almacenes de prana que unen los cuerpos físico y astral de la persona.

Los siete chakras del cuerpo astral

Existen siete chakras (ruedas de energía) principales en el cuerpo astral, donde coinciden muchos de los nadis. Seis de estos chakras se hallan distribuidos a lo largo del nadi sushumna, que sigue el recorrido de la columna vertebral; el séptimo está situado en la coronilla. Los chakras almacenan energía, que es cada vez más sutil a medida que sube desde la base de los chakras hasta la coronilla.

Sahasrâra o chakra de la coronilla

El chakra de la coronilla absorbe los rayos violetas y es el centro espiritual en el que residen la sabiduría y la comprensión. Abrir este chakra a través de la práctica de la meditación puede, tras mucho tiempo y esfuerzo, conducir a las metas finales de la autorrealización y la iluminación.

Ajnâ o chakra del entrecejo

El sexto chakra está situado en el entrecejo, en el punto del "tercer ojo". Se asocia al color lila y es el chakra donde se encuentran el conocimiento consciente y el conocimiento inconsciente. Abrir el tercer ojo y dejar que la energía universal fluya libremente por él puede conectarle de forma directa con su intuición innata y su poder psíquico.

Anâhata o chakra del corazón

Es el cuarto chakra y está situado en el centro del pecho. Absorbe los rayos verdes y está relacionado con las emociones y los sentimientos. El chakra del corazón se bloquea por el "miedo a sentir".

Vishuddhi o chakra de la garganta

El quinto chakra, situado en la base del cráneo, está relacionado con el sistema glandular y con la expresión. La energía bloqueada en esta área comporta dificultades en la comunicación.

Manipûra o chakra del plexo solar

El tercer chakra, situado en la zona del plexo solar, absorbe los rayos amarillos y está relacionado con el modo en que nos equilibramos en nuestro interior. Dado que se le asocia con el sistema digestivo, se trata de un importante centro para la curación y es el principal almacén de prana.

Svâdhistâna o chakra sexual

Este chakra se encuentra justo detrás de los genitales. Absorbe los rayos naranjas y está relacionado con nuestras pasiones y nuestra sexualidad. Si dejamos que la energía fluya libremente por este chakra sexual, este aspecto de nuestra vida será positivo. En cambio, si la energía se bloquea a este nivel, se producen trastornos sexuales y reproductivos.

Mûlâdhâra o chakra raíz

Situado en la base de la columna vertebral, este chakra absorbe los rayos rojos. Está relacionado con nuestra capacidad de supervivencia y adaptación y nos confiere estabilidad. Un exceso o ausencia de energía en este chakra puede bloquearnos y hacer que sintamos miedo al cambio.

Respiración yóguica

La respiración yóguica, o pranayama, revitaliza todo el cuerpo, equilibra las emociones y favorece la claridad mental. Todos los ejercicios respiratorios que se describen aquí se realizan en posición sentada, manteniendo la columna, el cuello y la cabeza alineados. De este modo se facilita el flujo de prana y se crea espacio para que los pulmones puedan expandirse de forma más completa.

La gran respiración yóguica

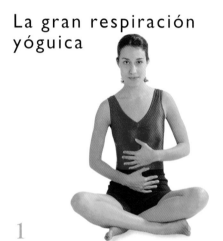

1

Siéntese con las piernas cruzadas (sentarse sobre un cojín alivia la tensión de la parte inferior de la espalda y de las rodillas). Coloque una mano sobre la caja torácica y la otra sobre el abdomen. Mantenga la espalda recta, la barbilla paralela al suelo y los hombros relajados.

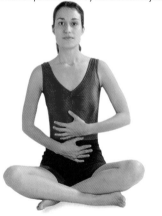

2

Asegúrese de respirar por la nariz y mantenga la boca cerrada. Inspire lentamente, sintiendo primero cómo se expande el abdomen, luego la caja torácica y, finalmente, toda la zona del pecho.

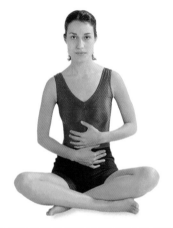

3

A medida que espire, el aire abandonará primero la parte inferior de los pulmones y por último el pecho. Sienta cómo el aire llena los pulmones y asegúrese de que su respiración es lenta, rítmica y profunda.

Respirar para vivir

Según la creencia yóguica, la esperanza de vida está relacionada con la frecuencia respiratoria. Así, la tortuga, que es un reptil, respira muy despacio y tiene una vida larga. En cambio, un pequeño mamífero, como la rata, respira más rápido y vive menos tiempo. Los yoguis creen que, si aprendemos a respirar con mayor lentitud, podemos añadir algunos años a nuestras vidas.

Respiración ujjayi: la clave para la respiración consciente

Uno de los ejercicios de pranayama más practicados es la respiración ujjayi . En sánscrito, *uj* significa "expandir" y *jayi* "éxito"; así pues, practicamos la respiración ujjayi para "fluir hacia el éxito". Este tipo de respiración se caracteriza básicamente por un sonido suave, profundo, y casi ronco procedente de la garganta.

La respiración ujjayi no es difícil de aprender. Todo lo que necesita es contraer ligeramente las cuerdas vocales mientras inspira por la nariz y mantiene la boca cerrada. A medida que el aire pasa por la epiglotis, ahora ligeramente contraída, la respiración vibra en la parte posterior de la garganta. Vaya profundizando la respiración. Al espirar, debería producirse un sonido gutural. Cuando domine esta técnica, el estrechamiento de la válvula de la garganta le ayudará a regular el suministro de oxígeno mientras se concentra en el sonido gutural producido por la garganta.

Beneficios de la respiración ujjayi

La respiración ujjayi refresca la mente, calma los nervios y fortalece el abdomen. Constituye una herramienta muy útil que puede ser usada en todas las situaciones de nuestra vida cotidiana. Le ayuda a reducir el estrés, desarrolla la atención y le permite apreciar la belleza de la vida en todo su esplendor.

Respiración alterna: Anuloma Viloma

La práctica de este ejercicio fortalece todo el sistema respiratorio y libera las toxinas acumuladas por el estrés y la contaminación. Intente practicar la respiración alterna cada día.

1

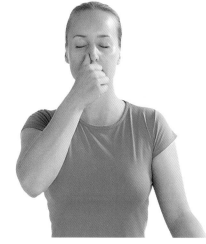

Siéntese en el suelo con las piernas cruzadas y los ojos cerrados.

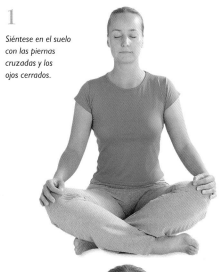

2

Cierre el orificio nasal derecho con el pulgar derecho y espire lenta y suavemente por el orificio nasal izquierdo mientras cuenta hasta cuatro.

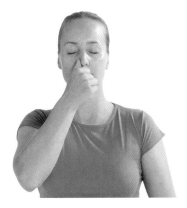

3

Continúe con el orificio nasal derecho cerrado e inspire por el orificio nasal izquierdo, siempre despacio y suavemente, mientras cuenta hasta cuatro. Permanezca centrado y respire despacio y hondo.

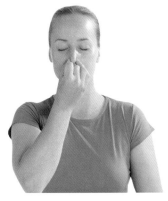

4

Cierre el orificio nasal izquierdo con el dedo anular de su mano derecha. Doble hacia abajo sus dedos índice y corazón hasta que toquen la base del pulgar.

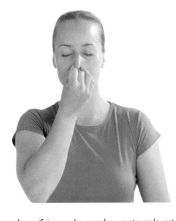

5

Continúe con ambos orificios nasales cerrados y contenga la respiración tanto como le sea posible.

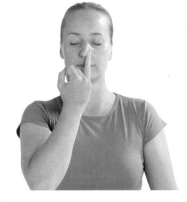

6

Libere el orificio nasal derecho y espire, de forma lenta y controlada, mientras cuenta hasta cuatro.

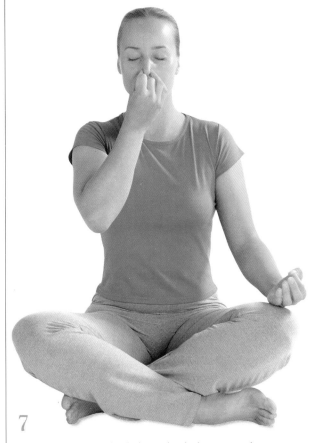

7

Inspire por el orificio nasal derecho, luego utilice el pulgar para cerrarlo, y manténgase así mientras cuenta hasta cuatro, después espire por su orificio nasal izquierdo. Con esto queda completado un ciclo de respiración alterna. Repita el ejercicio 10 veces.

Kapalabhati

Kapalabhati significa "cráneo brillante", y el efecto de este tipo de respiración es despejar la mente. La espiración forzada elimina el aire residual de la parte inferior de los pulmones, dejando espacio para que entre oxígeno nuevo y purificando así el sistema respiratorio. El movimiento del diafragma tonifica los músculos del vientre, corazón e hígado.

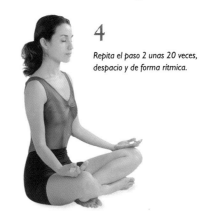

1 Siéntese erguido con las piernas cruzadas o en posición de medio loto (véase pág. 42). Si usted es flexible por naturaleza, puede intentarlo en posición de loto completo (véase pág. 43).

4 Repita el paso 2 unas 20 veces, despacio y de forma rítmica.

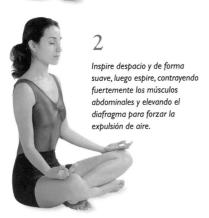

2 Inspire despacio y de forma suave, luego espire, contrayendo fuertemente los músculos abdominales y elevando el diafragma para forzar la expulsión de aire.

5 A continuación, inspire y espire de la misma manera, pero esta vez contenga la respiración entre la inspiración y la espiración tanto tiempo como le sea posible. De nuevo, repita 20 veces. La espiración debe ser corta y activa; la inspiración, larga y pasiva. Para que le sirva de orientación, inspire mientras cuenta hasta ocho y espire mientras cuenta hasta uno.

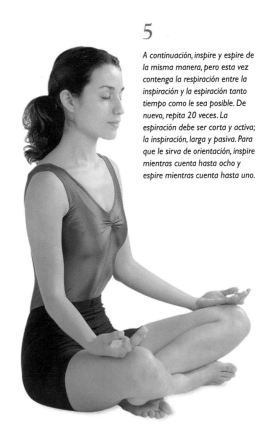

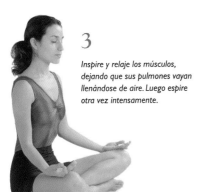

3 Inspire y relaje los músculos, dejando que sus pulmones vayan llenándose de aire. Luego espire otra vez intensamente.

A s a n a s

En yoga, el término asana significa "postura". Los movimientos son suaves y tienen en cuenta todo el ser. Las posturas forman parte de un sistema psicofísico que pretende despertar al individuo para que desarrolle todo su potencial. Practicadas de forma regular, las posturas pueden liberar a la persona de sus miedos y condicionamientos.

Los asanas se realizan despacio y de forma meditativa, utilizando la respiración profunda abdominal. Están diseñados para fortalecer el cuerpo lo suficiente como para que éste sea capaz de permanecer en la posición durante un cierto tiempo sin sentir molestias. El verdadero trabajo tiene lugar precisamente durante este tiempo de "permanencia en la posición". La idea es que la persona esté tranquila durante esta fase, que respire conscientemente y que centre su atención en el sonido rítmico de su respiración. Entonces, de

forma natural, cuerpo y mente se irán sosegando y equilibrando. Cuando se encuentre cómodo en una posición, puede intentar ir un poco más allá y estirar un poco más.

Se dice que hay tantas posturas de yoga como criaturas sobre la Tierra, por lo que sólo nos va a ser posible concentrarnos en unas cuantas. El yoga no sólo exige que su cuerpo adopte cierta postura (muchas de ellas copian las posturas de ciertos animales), sino también que usted se identifique con las cualidades de tales posturas.

Así, por ejemplo, cuando realiza la postura del gato, debería sentir que su

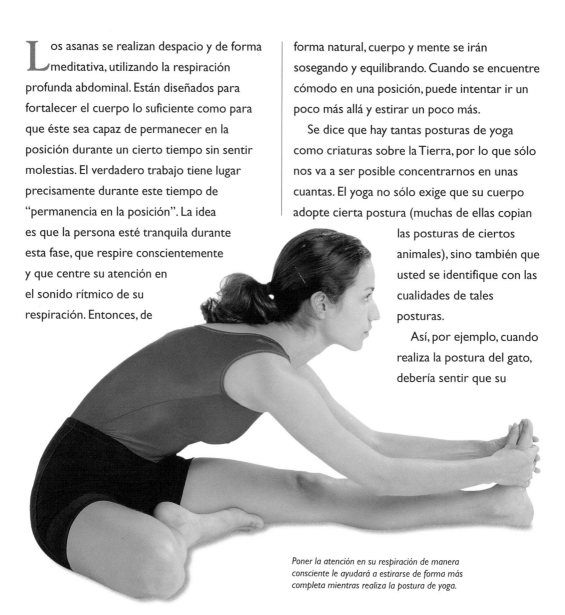

Poner la atención en su respiración de manera consciente le ayudará a estirarse de forma más completa mientras realiza la postura de yoga.

cuerpo se identifica con las cualidades de este animal. Trate de sentir lo que usted imagina que siente un gato; sienta cómo se arquea su espalda y cómo se estira su columna.

Beneficios de los asanas

Las diferentes posturas de una sesión básica de yoga le permitirán estirar, fortalecer y tonificar cada músculo de su cuerpo. Pero aún hay muchas cosas más que usted puede conseguir con la práctica de los asanas. Ciertas posturas trabajan sobre órganos determinados del cuerpo, mientras que otras le ayudarán a regular su sistema endocrino. Las torsiones, flexiones y estiramientos aumentan la flexibilidad de los músculos y articulaciones, a la vez que masajean los órganos y glándulas internas. Asimismo, los asanas mejoran la circulación, permitiendo así que todas las células reciban un aporte elevado de oxígeno y nutrientes. No obstante, el trabajo más importante de los asanas es el fortalecimiento y la purificación del sistema nervioso y, en particular, el de los nervios espinales, porque es allí donde se ubican los canales del prana en el cuerpo astral. Por su parte, el aumento de la energía pránica le ayudará a despertar su potencial espiritual.

La pérdida de vitalidad y las enfermedades que sufrimos son el resultado de la disfunción de nuestro organismo; las causas: negligencia, escasa estimulación, pereza y hábitos no saludables de nuestro estilo de vida.

La práctica regular de los asanas favorece un estado mental de bienestar y una buena salud

El poder de la mente

Antes de comenzar con la postura, visualícese a sí mismo haciendo el ejercicio con toda perfección. Después, adéntrese en la postura con control y concentración.

física. Las técnicas han sido diseñadas para elevar al máximo la vitalidad y el rejuvenecimiento, así como reducir el estrés, la depresión, la hipertensión y mejorar la concentración y el equilibrio emocional.

Cuando empiece a practicar yoga, las primeros efectos que experimentará serán de carácter físico. A medida que practique y progrese, empezará a sentir cómo la energía pránica fluye más libremente a través de sus canales.

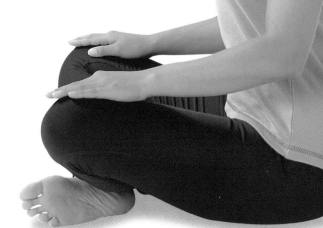

Comience por el principio: respire despacio y vaya progresando poco a poco. Si persevera en su programa de yoga, irá notando los cambios graduales que se producen en su organismo.

M u d r a s y m a n t r a s m á g i c o s

Técnicamente, los mudras son posturas concebidas para evitar la fuga de energía del cuerpo. También se refieren a ciertos gestos que se realizan durante el pranayama (véase pág. 14) y la meditación. La palabra "mudra" significa "sello".

Yoga mudra

Este mudra es excelente para mejorar el funcionamiento del hígado, bazo, riñones, vejiga urinaria y útero. El yoga mudra también ayuda a aliviar el estreñimiento.

Precaución

Es muy importante que no realice este ejercicio si está embarazada o padece problemas abdominales.

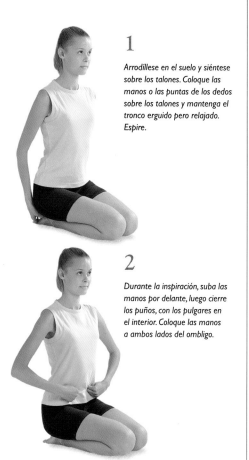

1

Arrodíllese en el suelo y siéntese sobre los talones. Coloque las manos o las puntas de los dedos sobre los talones y mantenga el tronco erguido pero relajado. Espire.

2

Durante la inspiración, suba las manos por delante, luego cierre los puños, con los pulgares en el interior. Coloque las manos a ambos lados del ombligo.

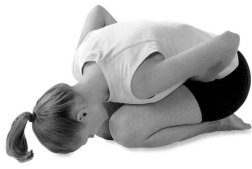

3

Espire y luego, manteniendo las nalgas sobre los talones, estire la columna desde las caderas flexionando el tronco hacia delante hasta tocar con la cabeza en el suelo. Mantenga la frente sobre el suelo y respire durante un minuto con el abdomen relajado. Luego, levante el tronco y descanse sobre los talones; repose las palmas de las manos sobre los muslos.

Alcanzar la sabiduría: Jnana mudra

Siéntese con las manos reposando sobre las rodillas y las palmas hacia arriba. Haga que el dedo índice de la mano izquierda toque la parte media del pulgar de la misma mano y haga lo mismo con la mano derecha. Este mudra abre a las personas a la belleza de la vida e induce a la armonía.

Aswini mudra

Practicar este mudra diariamente fortalece
los músculos pélvicos que controlan la vejiga
urinaria y el recto. Es un ejercicio especialmente
indicado para las mujeres. Comience con 30
segundos y, a medida que progrese, aumente
hasta llegar a cinco minutos. Puede estar de pie,
arrodillado o sentado.

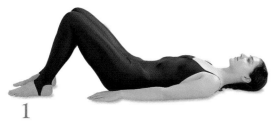

1

*Tiéndase de espaldas con las piernas flexionadas. Respire de forma
rítmica durante unos 20 segundos. Ahora, contraiga los músculos del
esfínter (en la entrada del recto), mantenga la tensión hasta que cuente
hasta cinco, respirando rítmicamente mientras lo hace; luego, relájese.
Repita seis veces. Las mujeres deben contraer y relajar los músculos
vaginales simultáneamente.*

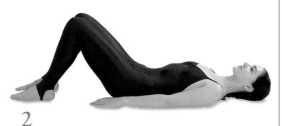

2

*Empuje el esfínter y los músculos de su suelo pélvico hacia dentro
y hacia arriba. Mantenga la tensión hasta que cuente hasta tres,
respirando de forma rítmica mientras lo hace, luego, relájese. Invierta
más de medio minuto, como mínimo, en la realización de este ejercicio.*

El divino Om mudra

Siéntese con las manos sobre las rodillas y las
palmas hacia arriba. Junte la punta del pulgar
derecho con la punta del índice derecho y
haga los mismo con la mano izquierda. Los
dos círculos que describen este gesto
representan el ciclo de la Divinidad.

Mantras

Los mantras son sonidos que resuenan en el
cuerpo e invocan su energía. El canto de los
mantras apacigua la mente, despierta los
sentidos y estimula los chakras. Con la
repetición, los mantras pueden ayudar a
la mente en la búsqueda de la sabiduría.

Mantras yóguicos

- El mantra más importante de todos es
  el "OM". Los yoguis creen que éste es el
  sonido con el que fue creado el universo.
  Significa "todo", es decir, lo infinito y
  eterno.

- El sonido natural de la respiración
  "SOHAM" también es un mantra. Quiere
  decir "soy el que soy" y significa que el
  Divino no tiene límites.

- "OM NAMAH SIVAYA" es un mantra que
  ayuda a conquistar el ego, que bloquea
  el camino hacia la
  autorrealización.

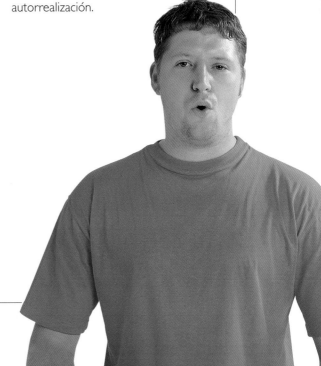

Déjese ir: la relajación

Con independencia de donde vivamos, la vida de hoy en día es estresante. Sufrimos un bombardeo de estímulos continuo, así como presiones de todo tipo: problemas económicos, inseguridad laboral, trabajo excesivo, sueldos bajos, control por parte del sistema y angustia por el futuro. Se podría decir que nos exigimos demasiado al intentar seguir el ritmo que impone el siglo XXI.

Como resultado de todas estas presiones, la mayor parte de nuestro tiempo lo pasamos en un estado mental y físico tenso. Apretamos las mandíbulas, fruncimos el ceño, contenemos la respiración y tensamos los músculos. La contracción constante de nuestros músculos mina nuestra energía y nos agota. Padecemos dolores de espalda y de cabeza, malas digestiones, problemas cardíacos y un sinnúmero de enfermedades asociadas al estrés.

La relajación es una parte esencial de la práctica del yoga. A la mayoría de la gente le resulta difícil relajarse, porque nunca han aprendido a hacerlo. Para relajar el cuerpo y concentrar la mente, debe estar tendido en el suelo o sentado con la espalda y el cuello adecuadamente alineados. De esta manera, se consigue que el circuito neuroeléctrico y la circulación sanguínea funcionen con eficiencia.

La tensión provoca la contracción de los músculos. Y dado que la contracción causa estrangulamiento, la energía del cuerpo se bloquea. En cuanto usted comience a liberar la tensión —la tirantez, la contención para autoprotegerse— de forma consciente, empezará a experimentar una expansión, tanto mental como física. La relajación es nuestro estado natural, por eso cuanto más se familiarice con ella más incorporada estará en su vida cotidiana. Cada vez será más consciente de las situaciones y circunstancias que le crean tensión y le bloquean, y ya no querrá estar nunca más a su merced.

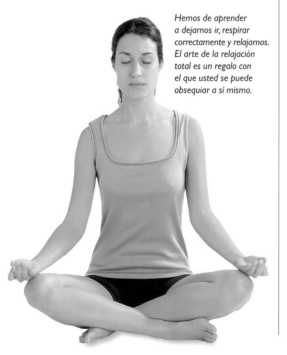

Hemos de aprender a dejarnos ir, respirar correctamente y relajarnos. El arte de la relajación total es un regalo con el que usted se puede obsequiar a sí mismo.

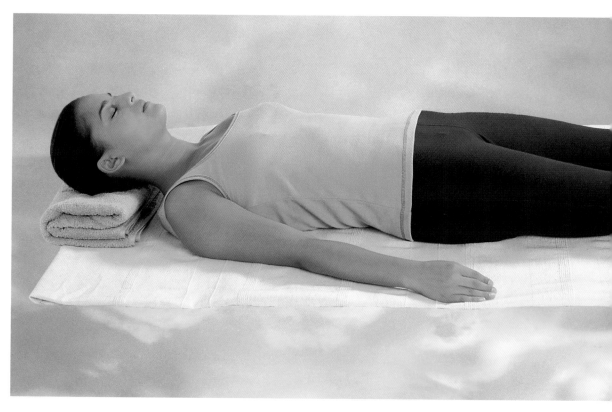

Una vez que haya relajado el cuerpo, necesita relajar la mente. Ponga su atención en la respiración y libere todas sus preocupaciones, miedos y ansiedades. Una respiración pausada y profunda le conducirá a la calma y a un estado de concentración. Déjese ir, relájese y disfrute de la sensación de abandonarse.

A medida que el cuerpo comienza a relajarse, se produce una serie de cambios físicos: el pulso se reduce y se libera la tensión. La relajación le aportará equilibrio mental y físico, reducirá su fatiga, liberará y expulsará toxinas y todo su organismo se revitalizará. Cuando empiece a experimentar por sí mismo la quietud, se sentirá mucho más calmado y apaciguado y comenzará a tomar conciencia

Incluso cuando estamos tendidos en el suelo, podemos tensar nuestro cuerpo. Póngase lo más cómodo posible —una toalla doblada bajo la cabeza alivia la tensión del cuello— y simplemente deje que el suelo lo sostenga.

de quién es realmente. Unos pocos minutos de relajación reducen de forma más eficaz el cansancio que toda una noche de descanso durmiendo.

Una sesión de yoga debería empezar siempre con una relajación. También es necesario descansar entre posturas, de esta forma nos recuperamos del esfuerzo y preparamos nuestra mente para el siguiente ejercicio.

Shavasana: la postura del cadáver

Esta postura es la más importante de todas, ya que sólo cuando sepamos relajarnos bien dejaremos que nuestra energía fluya libremente por nuestro cuerpo. La relajación puede ser uno de los asanas más difíciles de dominar. Simplemente, tiéndase en el suelo y relájese. La esencia de la calma viene de nuestro interior. El objetivo de Shavasana es relajar el cuerpo de forma tan completa que permita liberar la mente y dejar que la energía fluya libremente.

El propósito que subyace en el yoga es unir el "yo" con el "Absoluto", tomar conciencia del "SOY" en el infinito y eterno "AHORA", y conseguir al fin la iluminación. La postura del cadáver nos enseña a relajarnos completamente, de forma que nuestros cuerpos pasen a ser irrelevantes, como los cadáveres. Y es que sólo cuando comprendemos la muerte somos capaces de entender la vida. Necesitamos volver nuestra atención hacia adentro, porque es allí donde comienza el viaje de la autorrealización. Si consigue dominar la postura de Shavasana, logrará dominar también su mente.

Encuentre su calma interior

Déjese ir, suelte toda la ansiedad del día y húndase en el apacible estanque de la tranquilidad de su mente. De aprender a relajar su cuerpo y su mente depende que pueda disfrutar de los beneficiosos efectos de los asanas.

1

Asegúrese de no coger frío. Tiéndase cómodamente sobre su espalda y cierre los ojos.

2

Mueva las piernas a un lado y a otro y luego déjelas caer con naturalidad a ambos lados. Los pies deberían quedar separados por una distancia de unos 60 cm. Los muslos, las rodillas y los dedos de los pies, dirigidos hacia fuera. Repose los brazos a ambos lados del cuerpo, formando un ángulo de unos 45 grados con respecto al cuerpo. Las palmas de las manos hacia arriba.

3

Gire suavemente la cabeza a uno y otro lado y luego vuélvala al centro. Asegúrese de estar estirado en el suelo de forma simétrica.

4

Relaje los pies. Ahora, dirija su atención hacia las pantorrillas y siéntalas relajadas. A continuación, relaje los muslos, luego las caderas. Siga con las nalgas, luego con la parte inferior de la espalda, el abdomen, la parte media y superior de la espalda y el pecho. Relaje los hombros y sienta cómo la tensión se va desprendiendo y cae al suelo. Después, relaje brazos, manos y cuello. Deje que los ojos se relajen dentro de sus órbitas y sienta cómo se aflojan y relajan los músculos de la cara y del cuero cabelludo.

5

Explore mentalmente todo su cuerpo para comprobar si queda alguna zona tensa y, si la encuentra, contráigala primero y relájela después. Tome conciencia de todo su cuerpo y entorno, y esté atento a cualquier molestia. Deje que su cuerpo se "funda" con el suelo.

6

Respire a nivel del abdomen y sienta cómo, con cada espiración, el peso de su cuerpo hace que se vaya hundiendo cada vez más profundamente en el suelo. Centre su atención en el sonido de su respiración. Disfrute de la sensación de que todo el peso del cuerpo está sostenido por el suelo.

7

Si su mente comienza a divagar, concéntrese en el lento ritmo de su respiración y recondúzcala delicadamente hacia la quietud. La duración de la inspiración, la espiración, así como la pausa entre ambas, deben ser iguales. La pausa debe seguir a la espiración.

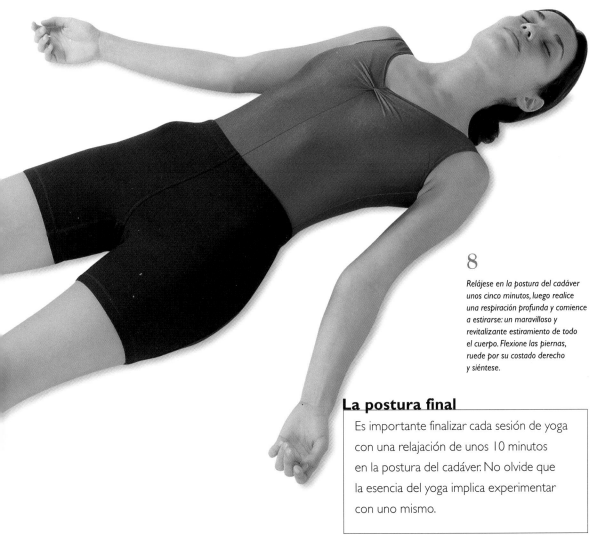

8

Relájese en la postura del cadáver unos cinco minutos, luego realice una respiración profunda y comience a estirarse: un maravilloso y revitalizante estiramiento de todo el cuerpo. Flexione las piernas, ruede por su costado derecho y siéntese.

La postura final

Es importante finalizar cada sesión de yoga con una relajación de unos 10 minutos en la postura del cadáver. No olvide que la esencia del yoga implica experimentar con uno mismo.

Calentamiento

Para cualquier sesión de yoga, y antes de comenzar los asanas, es importante que se prepare calentando los músculos y liberando las articulaciones.

Movimientos de cuello

Para este ejercicio debería sentarse con las piernas cruzadas y la espalda recta pero relajada. Rotar el cuello lentamente le ayudará a liberar la energía bloqueada en el mismo, así como la de los hombros y parte superior de la espalda. Asegúrese de realizar los movimientos despacio y con delicadeza, y deténgase si sintiera alguna molestia.

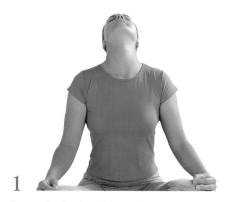

1

Deje caer la cabeza hacia delante, de forma que la barbilla toque la clavícula durantes unos segundos. Luego, deje caer la cabeza lentamente hacia atrás, tanto como le sea posible y cómodo, y sienta el estiramiento. Repita el movimiento 5 o 6 veces.

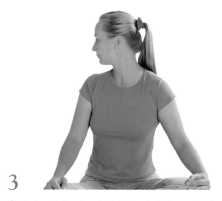

3

Gire lentamente la cabeza hacia la derecha hasta quedar mirando por encima del hombro. Dirija la mirada hacia atrás tanto como le sea posible. Vuelva la cabeza al centro y gírela ahora hacia la izquierda, hasta quedarse mirando por encima del hombro izquierdo. Repita estos estiramientos 5 o 6 veces.

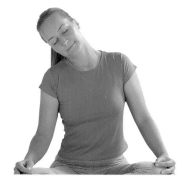

2

Lleve la oreja derecha hacia el hombro derecho. Manténgase así durante unos segundos. Vuelva a colocar la cabeza en el centro y lleve la oreja izquierda al hombro izquierdo. Vuelva al centro. Repita a ambos lados.

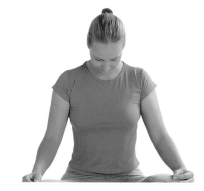

4

Lleve la barbilla hacia la clavícula y realice una rotación de cabeza en sentido de las agujas del reloj, hasta un total de 2 o 3 vueltas. Vuelva la cabeza al centro y realice suavemente 2 o 3 vueltas en sentido contrario.

Rotación de hombros

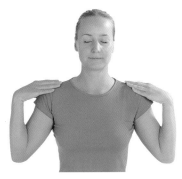

1

Siéntese con las piernas cruzadas. Coloque suavemente ambas manos sobre los hombros y dirija los codos hacia abajo.

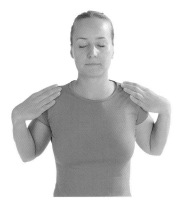

2

Inspire y lentamente gire los brazos hacia atrás, intentando juntar los omoplatos. No fuerce.

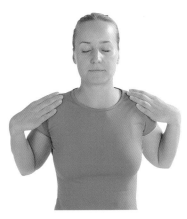

3

Espire y lleve los brazos hacia delante, imprimiendo grandes giros con los codos. Repita el movimiento ocho veces.

Estiramientos de piernas

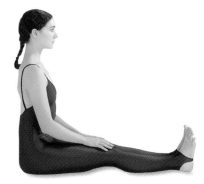

1

Siéntese en el suelo con las piernas estiradas delante suyo y los talones juntos.

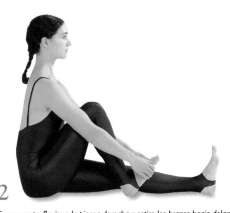

2

Suavemente, flexione la pierna derecha y estire los brazos hacia delante (sin tensar los hombros). Sujétese los dedos de los pies con ambas manos.

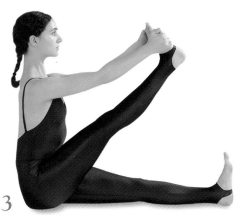

3

Estire la pierna y levántela tanto como le sea posible. Luego, vuélvala a flexionar, relájese y repita. Cambie de pierna y repita dos veces.

Bilikasana: la postura del gato

Para esta postura, visualícese así mismo como si fuera
un gato que arquea y estira su lomo.

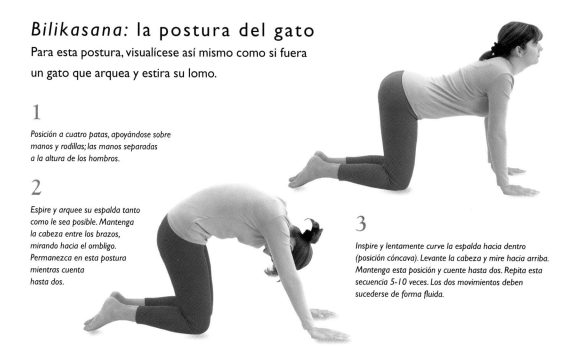

1

*Posición a cuatro patas, apoyándose sobre
manos y rodillas; las manos separadas
a la altura de los hombros.*

2

*Espire y arquee su espalda tanto
como le sea posible. Mantenga
la cabeza entre los brazos,
mirando hacia el ombligo.
Permanezca en esta postura
mientras cuenta
hasta dos.*

3

*Inspire y lentamente curve la espalda hacia dentro
(posición cóncava). Levante la cabeza y mire hacia arriba.
Mantenga esta posición y cuente hasta dos. Repita esta
secuencia 5-10 veces. Los dos movimientos deben
sucederse de forma fluida.*

Uttanasana: flexión hacia delante

Ésta es una excelente postura para
liberar los hombros y estirar los
tendones de la parte posterior de
las piernas, a la altura de las rodillas.

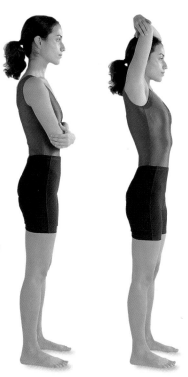

2

*Con los codos aún sujetos, inspire
y levante los brazos hasta por
encima de la cabeza. Lleve la
cintura ligeramente hacia atrás.
Sienta el fuerte estiramiento de
la parte trasera de las piernas.*

1

*Posición erguida y pies separados
unos 30 cm. Inspire y cójase los
codos, de forma que la mano
derecha tome el codo izquierdo
y viceversa.*

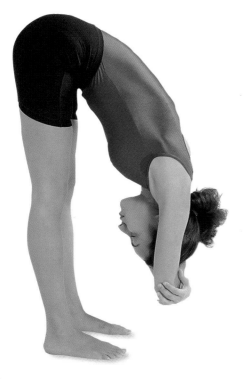

Tadasana: postura de la palmera o de la montaña

Ésta es la postura básica en posición erguida. Fomenta la serenidad, así como el equilibrio de las energías del cuerpo y de la mente.

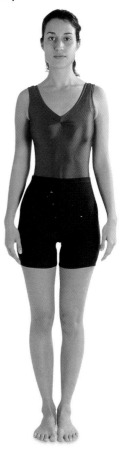

1

En posición erguida, pies juntos, dedos gordos y talones de ambos pies en contacto. Deje colgar relajadamente los brazos a ambos lados del cuerpo, las palmas de las manos dirigidas hacia adentro.

2

Eleve el cuerpo, estirando hacia arriba desde la base de la columna vertebral. Los hombros deben estar relajados y el pecho abierto. Mire al frente.

3

Empuje hacia arriba los músculos de las rodillas. Asegúrese de que está equilibrado y que los pies no se levantan del suelo.

4

Utilizando el método ujjayi de respiración (véase pág. 15), realice unas cuantas respiraciones lentas y rítmicas. Permanezca concentrado y equilibrado.

3

Espire y flexione el torso lentamente hacia delante, llevando los brazos lo más cerca posible del pecho. Flexione el tronco tanto como le sea posible, empujando los codos en dirección al cuerpo y hacia abajo. Ahora, lleve las caderas lo más hacia delante que pueda, manteniendo las piernas rectas.

4

Mantenga las piernas rectas (sin bloquear las rodillas) y los músculos de las mismas contraídos. Relaje la cabeza. Ahora, la sangre le bajará a la cabeza y nutrirá su cerebro. Permanezca en esta posición unos 30 segundos. Recuerde respirar de forma lenta y suave.

Namaste mudra: postura del orador

Junte las palmas de las manos con los dedos extendidos y dirigidos hacia arriba. Acérquese las manos al corazón como gesto de paz y respeto y para honrar a la luz interior.

Suryanamascar: la salutación al sol

Esta elegante secuencia se realiza, al ritmo de la respiración, como un solo movimiento continuo. Es un excelente ejercicio para calentar.

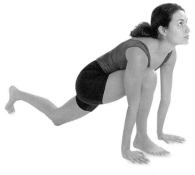

4

Inspire. Lleve la pierna izquierda hacia atrás; la rodilla tocando al suelo. Las manos y la pierna derecha están delante. Curve la espalda, levante la barbilla y mire hacia arriba.

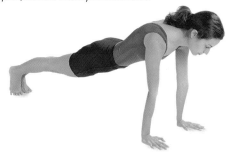

5

Contenga la respiración y lleve la pierna derecha hacia atrás. Sostenga el peso de su cuerpo con las manos y los dedos de sus pies. Cabeza, espalda y piernas, alineados.

2

Inspire y estire los brazos hacia arriba con las manos abiertas. Dóblese hacia atrás, a la altura de la cintura; las caderas hacia delante.

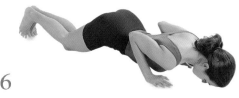

6

A medida que espira, baje las rodillas hasta el suelo: primero el pecho, luego la frente. Las manos deben estar planas sobre el suelo.

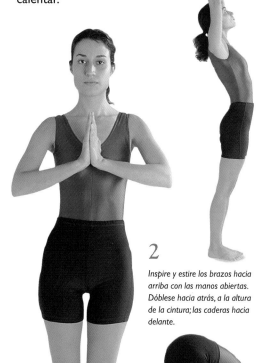

1

Posición en Tadasana (postura de la palmera, véase pág. 29). Realice unas cuantas respiraciones en ujjayi (véase pág. 15). Espire y junte las manos en Namaste mudra (véase pág. 29).

3

Espire y flexione el cuerpo hacia delante. Coloque las manos a ambos lados de los pies. Doble las rodillas si es necesario.

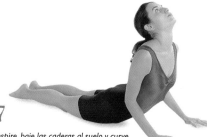

7

Inspire, baje las caderas al suelo y curve la columna hacia atrás. Mire hacia arriba, inclinando la cabeza hacia atrás. (Ésta es la postura de la cobra, véase págs. 48-49.)

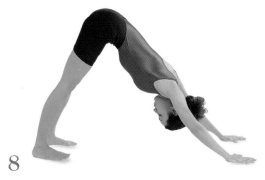

8

Espire, desplace el peso de su cuerpo hacia los pies y levante las caderas. Empuje los talones hacia abajo y deje colgar la cabeza (Shvanasana, véase pág. 34).

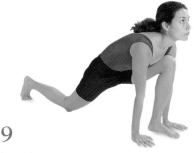

9

Inspire, dé un paso atrás con la pierna derecha y apoye la rodilla en el suelo. La pierna izquierda está delante con el pie plano sobre el suelo. Mire hacia arriba y hacia atrás (esta posición es el "espejo" del paso 4).

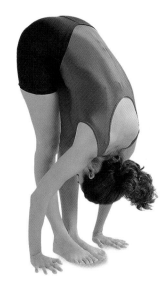

10

Espire y, sin mover las manos, traiga la pierna de atrás hacia delante; luego, flexione el tronco por la cintura como en el paso 3.

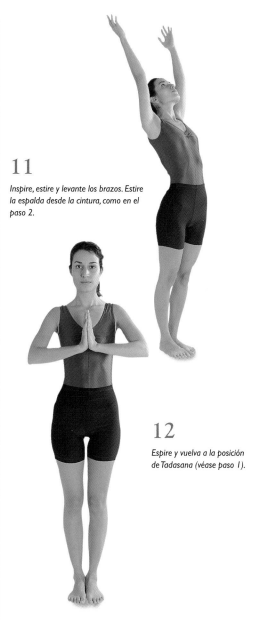

11

Inspire, estire y levante los brazos. Estire la espalda desde la cintura, como en el paso 2.

12

Espire y vuelva a la posición de Tadasana (véase paso 1).

Beneficios de la "salutación al sol"

- Concentra y calma la mente.
- Fortalece los órganos y músculos principales.
- Estimula la digestión.
- Aumenta la flexibilidad de la columna y de las articulaciones.

Las posturas en posición erguida

Las posturas de pie están concebidas para desarrollar la fuerza, la potencia y el equilibrio. Nos enseñan a estar de pie con un buen porte, seguridad en uno mismo y centrados. Podrá comprobar que los momentos en que pierde el equilibrio en estas posturas se corresponden con vacilaciones de su concentración y atención.

Padahastasana: la pinza de pie

"Su juventud es la de su columna." Éste es un asana excelente para mejorar la postura corporal y despertar una vitalidad juvenil.

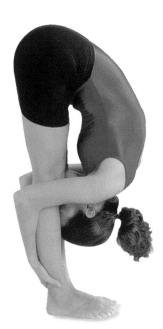

2

Espire y flexione el tronco hacia delante y cójase las pantorrillas con las manos. Mantenga el peso del cuerpo centrado y las piernas rectas. No deje caer las caderas. Lleve la frente hacia las piernas. Puede estirar un poco más si se coge los dedos gordos de los pies con los pulgares respectivos. Permanezca en esta posición y realice cinco respiraciones en ujjayi (véase pág. 15), luego inspire y recupere lentamente la posición erguida.

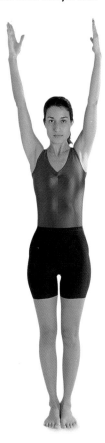

1

De pie con las piernas juntas y el peso del cuerpo sobre la parte anterior de las plantas de sus pies. Inspire y estire sus brazos por encima de la cabeza. Estire el cuerpo desde la base de la columna hasta la punta de los dedos de las manos. Eleve los músculos de los muslos desde las rótulas. Las caderas han de dirigirse hacia delante y las piernas deben mantenerse rectas.

Beneficios del Padahastasana

- Refuerza el sistema nervioso.
- Estira los músculos de la parte posterior de las piernas.
- Riega el cerebro con sangre nutritiva.
- Alarga la columna y mejora su flexibilidad y elasticidad.
- Tonifica los músculos de la parte posterior del cuerpo.

Trikonasana: la postura del triángulo

Esta postura tiene muchas variantes que usted puede probar en cuanto se familiarice con la práctica básica. La postura del triángulo comporta un estiramiento intenso de los costados del cuerpo, desde los pies hasta las puntas de los dedos de la manos.

Beneficios del Trikonasana

- Estiramiento lateral completo.
- Tonifica los nervios espinales y los órganos abdominales.
- Mejora la digestión y estimula la circulación.
- Alivia el dolor de la parte inferior de la espalda.

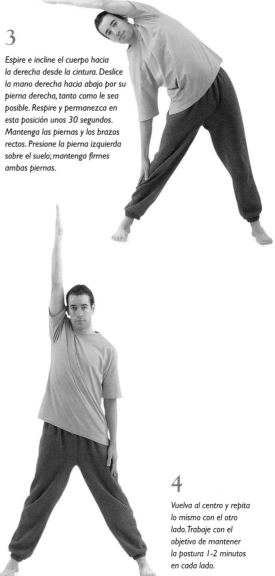

1

Posición de Tadasana (véase pág. 29). Espire y relájese. Los pies deben estar separados a una distancia algo mayor que la anchura de los hombros.

3

Espire e incline el cuerpo hacia la derecha desde la cintura. Deslice la mano derecha hacia abajo por su pierna derecha, tanto como le sea posible. Respire y permanezca en esta posición unos 30 segundos. Mantenga las piernas y los brazos rectos. Presione la pierna izquierda sobre el suelo; mantenga firmes ambas piernas.

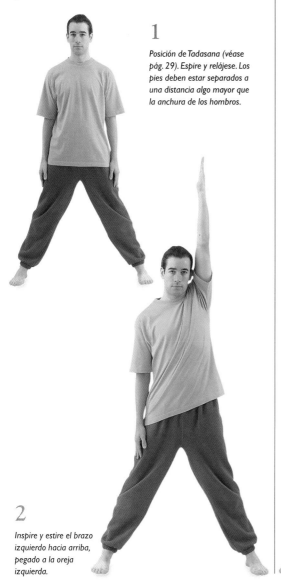

4

Vuelva al centro y repita lo mismo con el otro lado. Trabaje con el objetivo de mantener la postura 1-2 minutos en cada lado.

2

Inspire y estire el brazo izquierdo hacia arriba, pegado a la oreja izquierda.

Adho Mukha Shvanasana: la postura del perro que se estira

No es necesario tener mucha imaginación para visualizar cómo estira un perro su columna cuando se levanta después de haber estado tendido un buen rato. Este asana es el que mucha gente reconocería como una postura típica de yoga. El truco del Shvanasana es concentrarse en alargar y estirar la parte inferior de la espalda y no curvarla hacia fuera. Recuerde que ha de sentirse como un perro que se despereza. Además de estirar la columna y la parte posterior de las piernas a la altura de las rodillas, este asana da calor al cuerpo y tranquiliza el corazón.

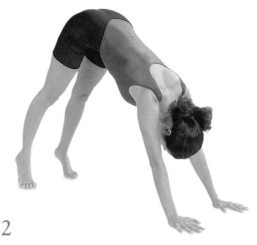

2

Eleve los talones y levante las rodillas del suelo, de forma que su cuerpo forme una "V" invertida. Las manos separadas a la altura de los hombros, los dedos de las manos separados y el peso del cuerpo distribuido de forma uniforme sobre las palmas y los dedos de ambas manos. Mantenga los brazos rectos.

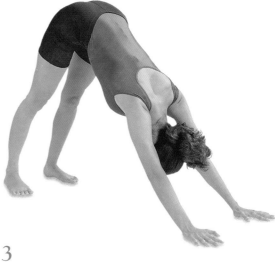

3

Ahora, coloque la cabeza entre los brazos y mire en dirección al ombligo. Dirija las caderas hacia arriba. Lentamente, baje los talones al suelo y estire las piernas. Mantenga esta posición, realizando cinco respiraciones en ujjayi (véase pág. 15).

1

Posición de rodillas y con las manos en el suelo.

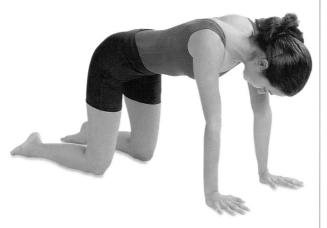

4

Si tiene problemas para bajar los talones al suelo, trate de practicar a menudo la pinza sentada (véase págs. 36-39). Esto le ayudará a aflojar la parte posterior de las piernas. Mantenga la posición, realizando cinco respiraciones en ujjayi (véase pág. 15).

Parsvottanasana: el gran estiramiento lateral

Éste es un excelente ejercicio para tonificar el abdomen, corregir los hombros cargados y dar mayor flexibilidad a caderas, columna y muñecas.

Namaste: la posición del orador

Junte las palmas de las manos detrás de la espalda, con los dedos dirigidos hacia arriba. Coloque las manos entre los omoplatos, las palmas juntas y los codos y hombros bajados.

1

Posición de partida en Tadasana (véase pág. 29). Junte las palmas de las manos entre los omoplatos en posición del orador o Namaste mudra.

2

Inspire. Coloque los pies separados 1 m entre sí. Gire el pie izquierdo unos 45 grados y el pie derecho 90 grados a la derecha. Gire tronco y caderas hacia la derecha; flexione el tronco desde el coxis.

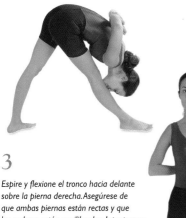

3

Espire y flexione el tronco hacia delante sobre la pierna derecha. Asegúrese de que ambas piernas están rectas y que las caderas están equilibradas. Intente que la barbilla se acerque todo lo posible a la espinilla. Mantenga la posición, realizando cinco respiraciones en ujjayi (véase pág. 15).

4

Inspire y recupere la posición erguida. Sin separar las manos, gire hacia el frente, junte los pies y repita con el otro lado.

Virabhadrasana: la postura del guerrero

Piense en la fuerza, equilibrio y nobleza de un guerrero; sienta el poder mientras sus manos se estiran hacia el sol y sus pies se enraízan en la tierra.

1

Espire y coloque los pies separados una distancia de 1-1,2 m. Gire el pie derecho hacia dentro unos 45 grados y el izquierdo hacia fuera unos 90 grados a la derecha. Flexione la pierna izquierda y gire el cuerpo hacia la derecha. La pierna derecha debería quedar estirada a su espalda.

2

Inspire y eleve los brazos por encima de la cabeza, las palmas de las manos encaradas. Mire al frente. Relaje los hombros y la cara. Mantenga los brazos rectos y junte las manos. Empuje con el pie de detrás hacia abajo, manteniendo la pierna fuerte. Realice cuatro respiraciones en ujjayi. Empuje con la pierna delantera, gire y repita con el otro lado.

Concentración e interiorización con las flexiones hacia delante

Las flexiones hacia delante son excelentes para dirigir la concentración de la mente hacia el interior: usted se dobla hacia delante y su corazón se mueve hacia adentro. Estas posturas son ideales para estirar y aflojar los músculos de la parte inferior de la espalda y para alargar los tendones de la parte posterior de la pierna, a la altura de la rodilla.

Paschimothanasana: la pinza sentada

Esta postura estira toda la parte posterior del cuerpo, de las pantorrillas a los muslos, y toda la columna hasta la cabeza. Tiene un efecto rejuvenecedor en el organismo.

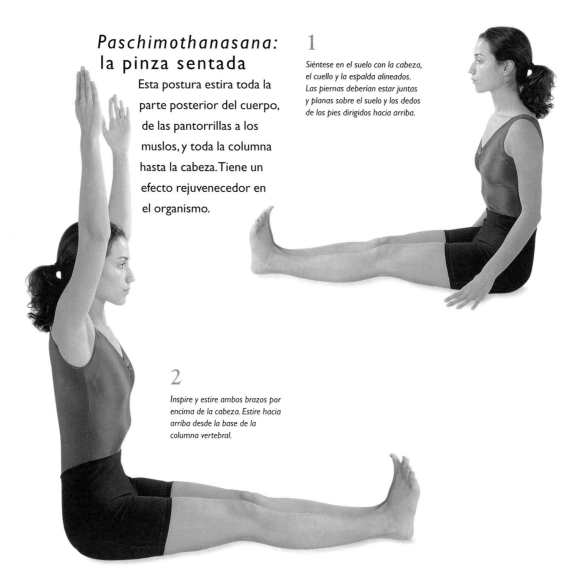

1
Siéntese en el suelo con la cabeza, el cuello y la espalda alineados. Las piernas deberían estar juntas y planas sobre el suelo y los dedos de los pies dirigidos hacia arriba.

2
Inspire y estire ambos brazos por encima de la cabeza. Estire hacia arriba desde la base de la columna vertebral.

3

Espire y flexione el tronco hacia delante, desde las caderas, hasta cogerse los pies, tobillos o espinillas, lo que más cómodo le resulte. Inspire y mire hacia arriba, moviendo el mentón hacia delante y hacia arriba. Con los pies cogidos, levante la espalda y estire la columna; mantenga firme el abdomen para evitar doblar la espalda.

Beneficios del Paschimothanasana

- Estimula y tonifica el sistema digestivo, ayudando a combatir la obesidad, aliviar el estreñimiento y regular la función del páncreas.

- Fortalece los tendones de la parte posterior de las piernas, a la altura de las rodillas.

- Aumenta la elasticidad de la parte inferior de la espalda.

- Aporta energía al sistema nervioso.

- Mejora enormemente la capacidad de concentración y de atención.

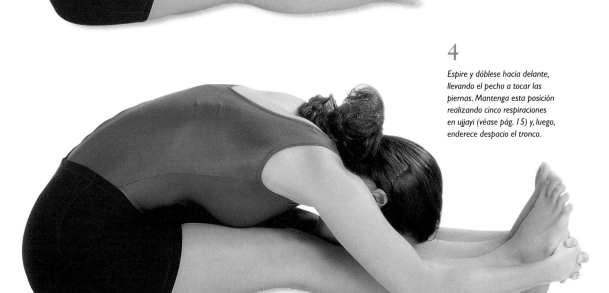

4

Espire y dóblese hacia delante, llevando el pecho a tocar las piernas. Mantenga esta posición realizando cinco respiraciones en ujjayi (véase pág. 15) y, luego, enderece despacio el tronco.

Janushirshasana: postura de cabeza a la rodilla

Los beneficios de esta postura son muy parecidos a los de la anterior (la pinza sentada). Sin embargo, este asana también actúa abriendo las caderas.

Consejos

- Asegúrese de que realiza la flexión desde las caderas y no desde la cintura. Esto puede aplicarse a todas las flexiones hacia delante.

- Sea paciente consigo mismo, al principio sentirá su cuerpo rígido y poco flexible. Con la práctica regular, verá cómo el cuerpo irá estirándose y abriéndose de forma gradual.

- Recuerde, el yoga no tiene que ver con el ego. Olvídese de la competitividad.

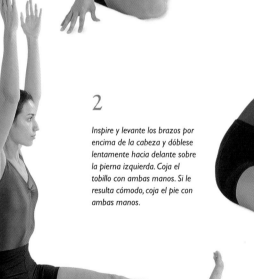

1

Doble la pierna derecha y coloque la planta del pie contra la cara interna del muslo izquierdo. En este punto la rodilla derecha debería formar un ángulo de casi 90 grados con respecto a la pierna izquierda. Siéntese en el suelo con la pierna estirada delante suyo y los dedos de los pies dirigidos hacia arriba.

2

Inspire y levante los brazos por encima de la cabeza y dóblese lentamente hacia delante sobre la pierna izquierda. Coja el tobillo con ambas manos. Si le resulta cómodo, coja el pie con ambas manos.

3

Inspire y enderece la espalda desde la base de la columna, tal y como se indica para la pinza sentada (véase paso 3 de la pág. 37). Mire hacia arriba.

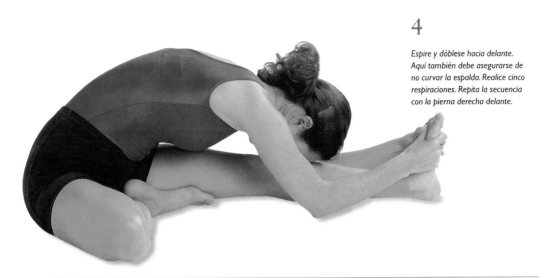

4

Espire y dóblese hacia delante. Aquí también debe asegurarse de no curvar la espalda. Realice cinco respiraciones. Repita la secuencia con la pierna derecha delante.

Mudhasana: la postura del feto

Ésta es una maravillosa postura para relajarse. Le hará sentirse seguro y nutrido, como si volviera al útero. Estimula la respiración, alivia los dolores de la parte inferior de la espalda y libera la tensión de los hombros. Es una excelente posición para contrarrestar las flexiones hacia atrás y para relajar el cuerpo entre posturas.

1

Arrodíllese en el suelo y siéntese sobre los talones. Las nalgas deberían tocar los talones. Si le resulta más cómodo, coloque un cojín entre las nalgas y la parte posterior de las piernas.

2

Dóblese hacia delante, hasta que la frente toque el suelo. Las nalgas deberían estar todavía sobre los talones. Coloque los brazos en reposo a ambos lados del cuerpo y las palmas de las manos dirigidas hacia arriba.

3

Relájese y respire a través del abdomen. Sienta cómo la tensión se desprende de sus hombros y va cayendo al suelo.

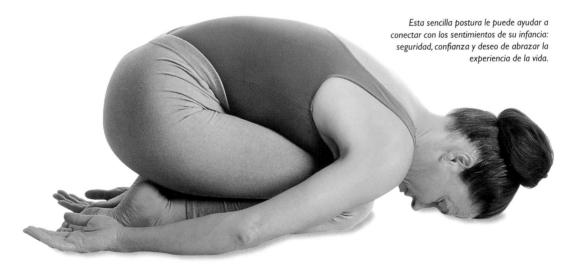

Esta sencilla postura le puede ayudar a conectar con los sentimientos de su infancia: seguridad, confianza y deseo de abrazar la experiencia de la vida.

Mientras está sentado

Hoy en día, mucha gente pasa demasiado tiempo sentada en una silla y desarrolla así malas posturas. Los ejercicios siguientes, en posición sentada, tienen el efecto de abrir las caderas y dar flexibilidad a la columna y, por ello, pueden ayudar a contrarrestar malos hábitos posturales. Al igual que con las otras posturas de yoga, es importante moverse despacio mientras se realizan los asanas, trabajando con la capacidad física de su cuerpo y utilizando la respiración y la concentración para profundizar y aumentar la duración de las posturas.

Bhadrasana: la postura de la mariposa

Mientras realice este ejercicio, imagínese que es una mariposa que reposa delicadamente sobre un pétalo de una flor de loto. La postura de la mariposa abre las caderas, afloja los tobillos y las rodillas y fortalece la parte interior de los muslos.

1

Siéntese en el suelo con la cabeza y la espalda rectas pero relajadas. Utilizando ambas manos, junte las plantas de los pies y, manteniendo los dedos de ambos pies en contacto, acerque los talones al cuerpo.

2

Espire y suavemente empuje los muslos hacia el suelo. En este paso, intente no utilizar los codos como ayuda. Sienta el gran estiramiento de la parte interior de los muslos y caderas.

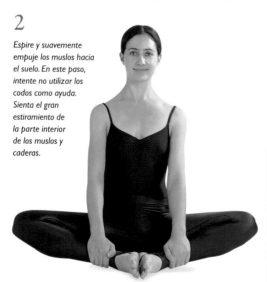

3

Inspire y levante los muslos. A medida que espira, llévelos otra vez hacia abajo. Repita unas 10 veces.

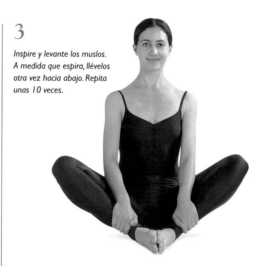

4

Espire y, esta vez, utilice los codos para empujar rodillas y muslos hacia el suelo. Lleve la cabeza a tocar los dedos de los pies. Respire en esta posición unos 10 segundos. Después, relájese.

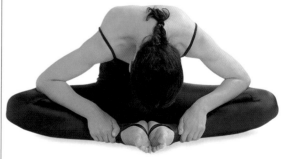

Maricyasana: la torsión de columna

Esta torsión alinea la columna, masajea ciertos órganos internos y fuerza la expulsión de toxinas.

Beneficios del Maricyasana

- Tonifica el hígado, el bazo y los intestinos.
- Reduce los dolores de espalda y de caderas.
- Mejora el sistema nervioso.
- Libera las articulaciones y ayuda a estimular la energía kundalini.

1

Siéntese en el suelo con ambas piernas delante suyo. Flexione la pierna derecha y lleve el pie derecho al lado exterior de la pierna izquierda. Gire el tronco hacia la derecha. Coloque la mano izquierda cerca de la base de la columna.

2

Flexione el brazo izquierdo y coloque el codo en la parte exterior de la rodilla derecha. Mantenga los hombros nivelados.

4

Vuelva a la posición de partida y luego realice la torsión hacia el otro lado, invirtiendo brazos y piernas.

3

Enderece su columna y, mirando hacia atrás, aplique un movimiento de rotación a su torso hacia donde está encarado. Esta postura alarga la columna. No fuerce demasiado el cuello.

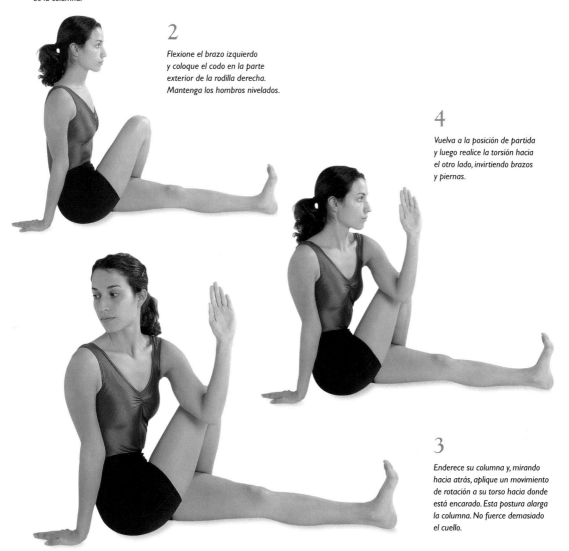

Padmasana: la postura de la flor de loto

La planta de loto, que tiene sus raíces en el fango, crece hacia arriba sumergida en el agua, pero es en la superficie donde florece con todo su esplendor: los pétalos de sus flores abiertos hacia el cielo inconmesurable. La postura de Padmasana representa la flor de loto con sus pétalos abiertos a la luz. La postura de la flor de loto abre el pecho y estimula el chakra del corazón. El Padmasana es venerado como postura para la meditación y el pranayama (véase págs. 14-17), porque favorece la concentración.

Precaución

Respete las limitaciones de su cuerpo y no fuerce en ésta ni en cualquier otra postura de yoga. Es fácil lesionarse las rodillas en la postura de la flor de loto, la cual requiere caderas flexibles. Las posturas de medio loto (paso 2) y de la mariposa le ayudarán a abrir las caderas; debería dominar estas posturas antes de intentar la de la flor de loto completa. Dominar la postura de la flor de loto puede requerir varios años de práctica.

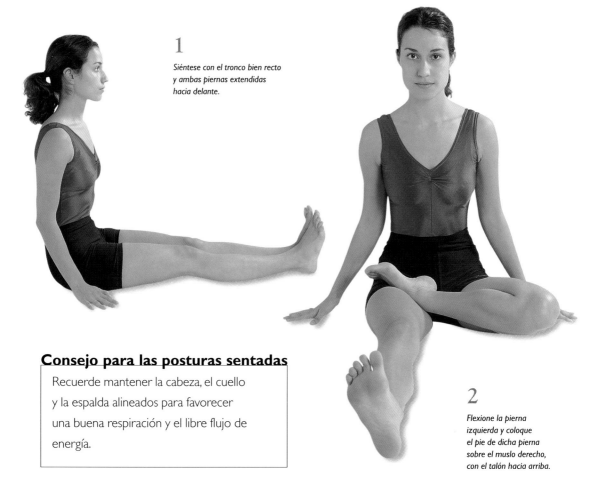

1
Siéntese con el tronco bien recto y ambas piernas extendidas hacia delante.

Consejo para las posturas sentadas

Recuerde mantener la cabeza, el cuello y la espalda alineados para favorecer una buena respiración y el libre flujo de energía.

2
Flexione la pierna izquierda y coloque el pie de dicha pierna sobre el muslo derecho, con el talón hacia arriba.

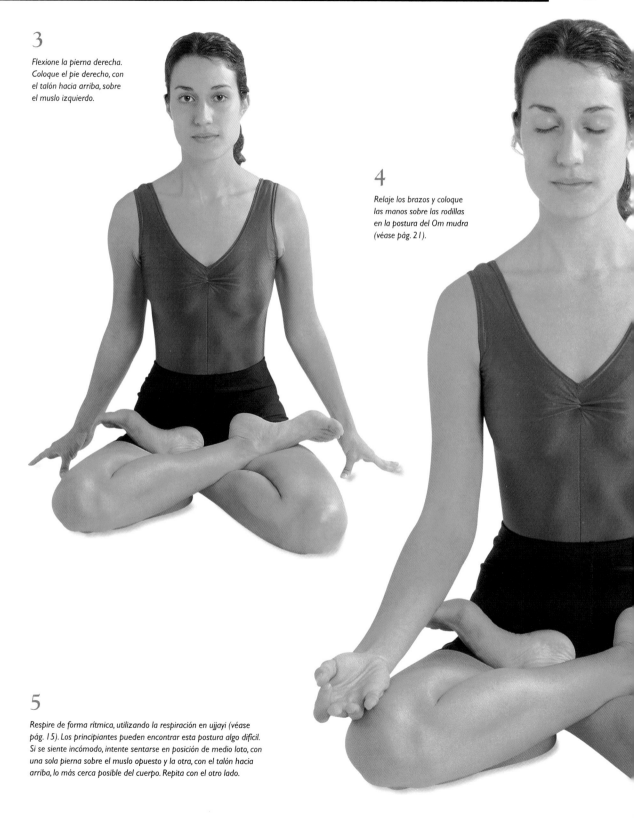

3

Flexione la pierna derecha. Coloque el pie derecho, con el talón hacia arriba, sobre el muslo izquierdo.

4

Relaje los brazos y coloque las manos sobre las rodillas en la postura del Om mudra (véase pág. 21).

5

Respire de forma rítmica, utilizando la respiración en ujjayi (véase pág. 15). Los principiantes pueden encontrar esta postura algo difícil. Si se siente incómodo, intente sentarse en posición de medio loto, con una sola pierna sobre el muslo opuesto y la otra, con el talón hacia arriba, lo más cerca posible del cuerpo. Repita con el otro lado.

Mejorar la concentración con las posturas de equilibrio

Una buena postura y un buen equilibrio son factores esenciales para una buena salud. Si su cuerpo no está correctamente alineado, tampoco estará equilibrado. La energía podría quedarse entonces bloqueada en ciertas zonas y causarle problemas físicos y emocionales. Además, un cuerpo no alineado tampoco es bonito. El yoga le enseñará a tener un porte correcto y le pondrá en contacto con su "guerrero interior".

Vrikshasana: la postura del árbol

Practicar este asana puede hacerle sentir una maravillosa calma interior. Las posturas de equilibrio favorecen la concentración mental y el equilibrio físico. Para este ejercicio, visualícese a sí mismo como si fuera un árbol arraigado firmemente en la tierra y con las ramas creciendo hacia arriba, en dirección al sol. Mantenga una respiración regular y estable que no perturbe su equilibrio.

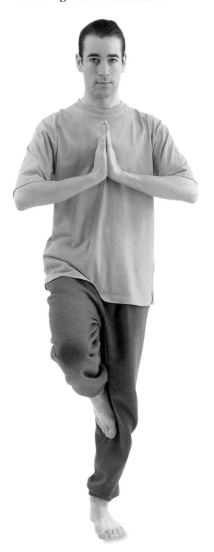

1

En posición erguida, mantenga el equilibrio sobre la pierna izquierda. Flexione la pierna derecha y coloque el pie contra el muslo de la otra pierna; la rodilla debe estar dirigida hacia fuera. No se incline hacia delante. El pie derecho debe estar plano contra el muslo de la pierna izquierda; la pierna izquierda debe estar recta.

Consejo

Mirar a un punto fijo que tenga delante, como por ejemplo un detalle en la pared, le puede ayudar a concentrarse.

2

Concéntrese en un punto fijo que tenga delante. Luego junte las palmas de sus manos a la altura del pecho en Namaste mudra, la postura del orador (véase pág. 29). Mantenga el equilibrio y respire en ujjayi (véase pág. 15).

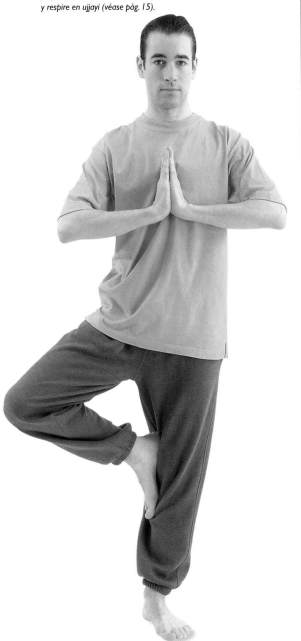

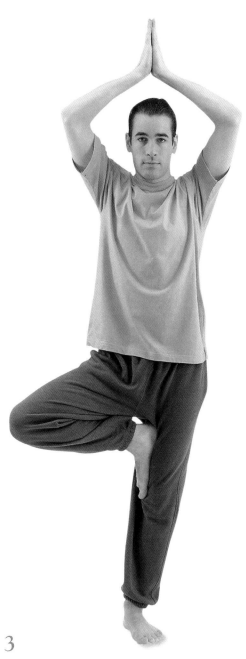

3

Con las palmas de las manos juntas, extienda los brazos por encima de la cabeza y estire las puntas de los dedos de las manos. Mantenga la posición durante unos 30 segundos, respirando con suavidad. Ahora vuelva al paso 1 y repita el ejercicio con la pierna derecha estirada y la izquierda flexionada. Puede ir aumentando el tiempo que mantiene esta postura hasta un máximo de tres minutos.

Natarajasana: la postura del dios de la danza

El dios Shiva, en su forma de Nataraja, el bailarín cósmico, destruye y crea el universo a cada paso que da. Destruye lo viejo para dejar sitio a lo nuevo y simboliza el flujo de energía. Esta postura desarrolla la concentración y el equilibrio y estira la parte superior del cuerpo.

Consejos

- Mantenga el peso firmemente sobre la pierna izquierda.
- Mantenga el brazo estirado alineado con la oreja.
- Recuerde respirar mientras permanece en la postura y mantenga la respiración estable.

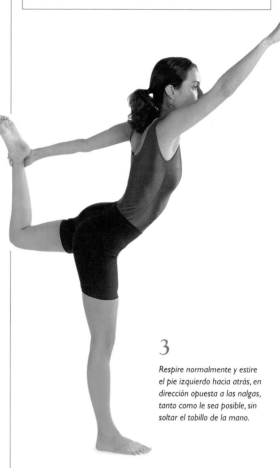

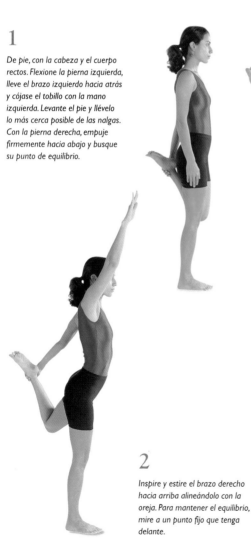

1

De pie, con la cabeza y el cuerpo rectos. Flexione la pierna izquierda, lleve el brazo izquierdo hacia atrás y cójase el tobillo con la mano izquierda. Levante el pie y llévelo lo más cerca posible de las nalgas. Con la pierna derecha, empuje firmemente hacia abajo y busque su punto de equilibrio.

2

Inspire y estire el brazo derecho hacia arriba alineándolo con la oreja. Para mantener el equilibrio, mire a un punto fijo que tenga delante.

3

Respire normalmente y estire el pie izquierdo hacia atrás, en dirección opuesta a las nalgas, tanto como le sea posible, sin soltar el tobillo de la mano.

4

Concéntrese en un punto fijo sobre el suelo que tenga justo delante. Mientras mantiene el brazo derecho alineado con la oreja, lleve el peso del cuerpo hacia delante, hasta que el pecho y el brazo queden paralelos al suelo. Permanezca en esta posición durante 5 o 6 respiraciones, luego repita con el otro lado.

En cuclillas sobre los talones y las puntas de los dedos de ambos pies

A pesar de que no se trata de un verdadero asana, este ejercicio le ayudará a mejorar el equilibrio, y es un buen estiramiento para tobillos, talones y bóvedas de los pies.

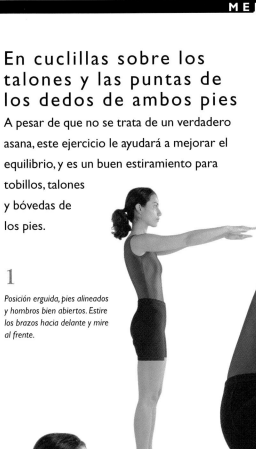

1

Posición erguida, pies alineados y hombros bien abiertos. Estire los brazos hacia delante y mire al frente.

3

Bascule los talones hacia atrás hasta que los pies queden planos sobre el suelo; el tronco bien recto. Repita el movimiento 5-6 veces.

2

Con la espalda recta, póngase en cuclillas sobre las puntas de los dedos de ambos pies, alzando los talones. Permanezca así mientras cuenta hasta dos.

Consejos

- Asegúrese de que la espalda se mantiene recta mientras se pone en cuclillas sobre las puntas de los pies.

- Mantenga las rodillas juntas mientras se agacha.

- Los brazos y las manos deben mantenerse rectos hacia delante durante todo el ejercicio.

Abrir el corazón
y fortalecer la espalda

Las posturas para el fortalecimiento de la espalda que incluimos en esta sección estiran la parte delantera del cuerpo, abren la zona torácica y fortalecen la parte posterior del cuerpo. En un sentido más sutil, la tensión en la parte anterior de los hombros y en el pecho indica un mecanismo psicológico de protección frente a las emociones. El "miedo a sentir" bloquea el chakra del corazón e impide que la energía pueda circular libremente. Con las flexiones hacia atrás empezamos a estirar la zona del pecho, respiramos a este nivel y, así, abrimos el corazón. Mientras que las flexiones hacia delante están relacionadas con la conquista del ego, las flexiones hacia atrás nos abren para afrontar nuestros miedos.

Bhujangasana:
la postura de la cobra

La postura de la cobra ayuda a alinear los discos vertebrales. Fortalece la espalda y abre el chakra del corazón. También aporta energía al sistema nervioso. Para realizar este asana visualice el elegante movimiento de esta poderosa y flexible criatura. No utilice los brazos para sostenerse, las serpientes no tienen brazos.

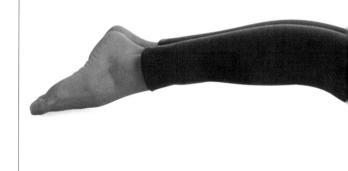

1

Tiéndase boca abajo, los pies juntos con talones y pulgares de ambos pies en contacto. Coloque las manos sobre el suelo a ambos lados del pecho, los dedos dirigidos hacia delante y las puntas de los mismos alineadas con los hombros. La frente debe tocar el suelo.

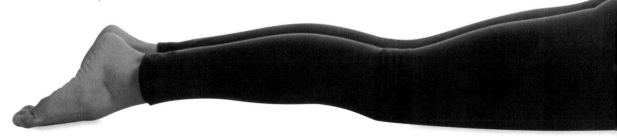

Beneficios del Bhujangasana

- Masajea y tonifica los músculos de la espalda.

- Expande los pulmones y la zona pectoral.

- Alivia los problemas menstruales.

- La presión sobre el estómago masajea todos los órganos internos.

- Aumenta la flexibilidad de la columna y rejuvenece los nervios espinales.

- Despierta la energía kundalini, la "serpiente enrollada" que reside en la base de la columna.

2

Mientras inspira, levante la frente del suelo, luego la barbilla, los hombros y finalmente el pecho. Mantenga las caderas empujando hacia el suelo. Los brazos ligeramente flexionados y los hombros relajados. Suba el cuerpo hacia arriba y hacia atrás. Respire y mantenga la posición durante unos 5-10 segundos, después, tiéndase y relájese.

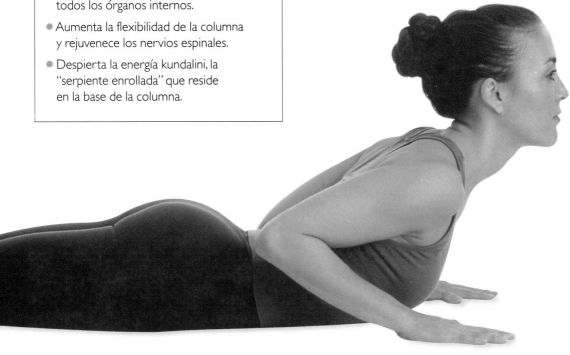

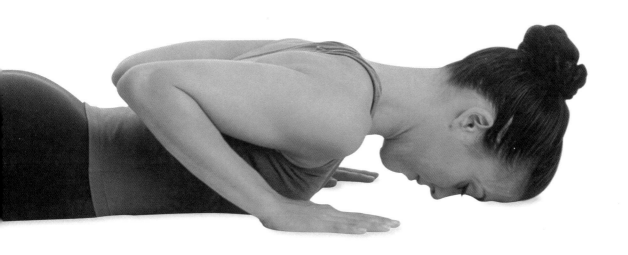

Dhanurasana: la postura del arco

Para este ejercicio, imagine que su cuerpo es el arco de un arquero a punto de disparar la flecha. Se trata de una postura de energía elevada que masajea la espalda, tonifica el estómago, mejora la concentración y mantiene la columna ágil. La práctica regular de este asana aumenta la energía y la vitalidad.

El arco

Es importante que mantenga brazos y codos rectos en esta postura. Los hombros deben presionar hacia abajo y hacia atrás.

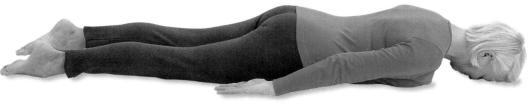

1

Tiéndase boca abajo, el cuerpo recto, brazos a ambos lados del cuerpo y frente ligeramente apoyada sobre el suelo.

2

Flexione las piernas y eleve los pies. Cójase los tobillos con las manos. Inspire y lleve los pies tan alto como le sea posible, separándolos del cuerpo.

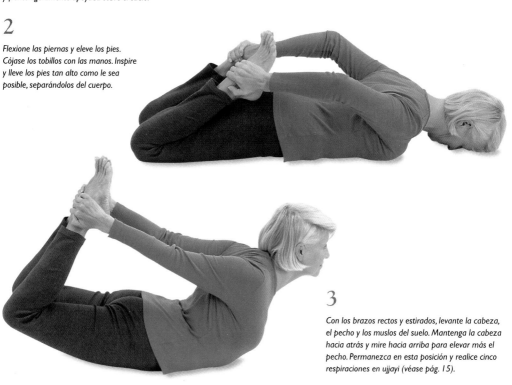

3

Con los brazos rectos y estirados, levante la cabeza, el pecho y los muslos del suelo. Mantenga la cabeza hacia atrás y mire hacia arriba para elevar más el pecho. Permanezca en esta posición y realice cinco respiraciones en ujjayi (véase pág. 15).

Salabhasana: la postura del saltamontes

Este ejercicio ayuda a desarrollar los músculos del corazón, a la vez que estira el extremo inferior de la columna. El Salabhasana favorece la digestión y también tonifica los músculos de la vejiga urinaria.

Consejos

- Los hombros y el mentón deben permanecer en contacto con el suelo.
- Evite la tendencia a torcer la cadera.

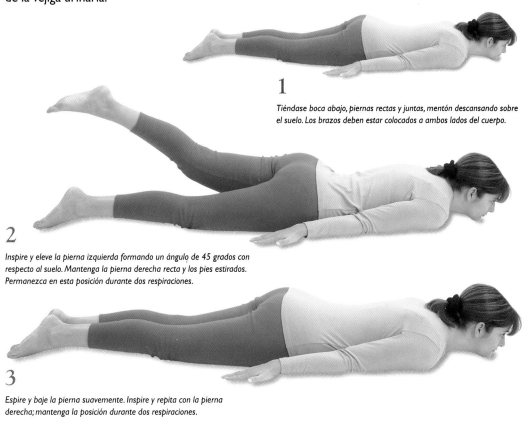

1

Tiéndase boca abajo, piernas rectas y juntas, mentón descansando sobre el suelo. Los brazos deben estar colocados a ambos lados del cuerpo.

2

Inspire y eleve la pierna izquierda formando un ángulo de 45 grados con respecto al suelo. Mantenga la pierna derecha recta y los pies estirados. Permanezca en esta posición durante dos respiraciones.

3

Espire y baje la pierna suavemente. Inspire y repita con la pierna derecha; mantenga la posición durante dos respiraciones.

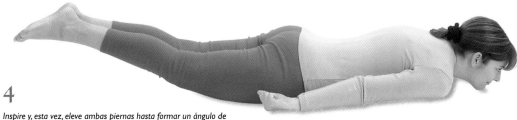

4

Inspire y, esta vez, eleve ambas piernas hasta formar un ángulo de 45 grados con respecto al suelo. Mantenga las piernas rectas y juntas y los pies estirados. Permanezca en esta posición mientras realiza cinco respiraciones en ujjayi (véase pág. 15). Espire y baje las piernas. Después, relájese.

Ustrasana: la postura del camello

La postura del camello abre el pecho y libera los hombros. Debe sentir un fuerte estiramiento en muslos, abdomen y músculos de las costillas. Este asana también puede ayudar a las personas que padecen ciática (inflamación del nervio ciático, que pasa por la cadera y baja por la parte posterior de la pierna).

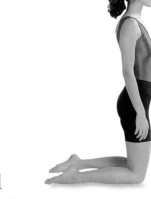

1

Arrodíllese en el suelo con los pies ligeramente separados, y la espalda, el cuello y la cabeza formando una línea recta.

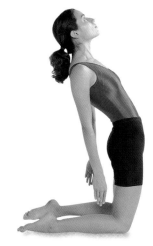

2

Estire las caderas y los muslos hacia delante y los brazos hacia atrás en dirección a los tobillos. Visualice que los muslos están presionando una pared frontal. Su columna se estira mientras se inclina hacia atrás.

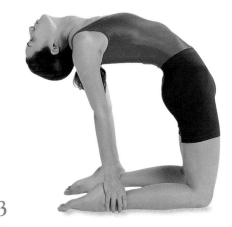

3

Mientras se dobla hacia atrás, intente cogerse los tobillos con las manos. Deje caer su cabeza hacia atrás y mire hacia arriba.

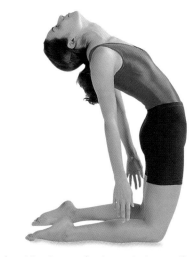

4

Mantenga la posición mientras realiza cinco respiraciones estables. Durante la espiración, vaya levantándose lentamente, evitando que la espalda se tuerza mientras lo hace.

Consejo

Si al principio no puede cogerse los tobillos, mantenga las manos en las caderas al inclinarse hacia atrás. Al final podrá cogerse los tobillos, pero sea paciente consigo mismo. La fuerza llega con la práctica.

Matsyasana: la postura del pez

La postura del pez estira la columna y al mismo tiempo expande y abre el pecho. El beneficio más importante de esta postura es la regulación de la glándula paratiroides en el cuello. Esta glándula endocrina controla los niveles de calcio en la sangre. El calcio, como es sabido, fortalece los huesos y los dientes. El Matsyasana también actúa sobre la contracción muscular y la coagulación de la sangre.

Beneficios del Matsyasana

- Corrige los hombros cargados.
- Aumenta la capacidad pulmonar y alivia los problemas respiratorios.
- Alivia el estrés y regula el estado de ánimo.
- Aumenta el prana en cuello, hombros, pulmones, estómago y bazo.
- Aporta energía a las glándulas paratiroides y tonifica la pituitaria.

1

Tiéndase plano sobre el suelo, con las piernas juntas y rectas. Coloque los brazos bajo los muslos y las manos con las palmas hacia abajo.

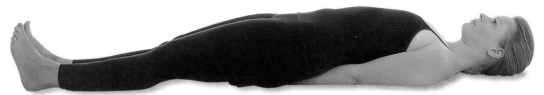

2

Flexione los brazos y presione con ellos contra el suelo. Empuje su pecho hacia arriba, pero asegúrese de que las piernas y las nalgas no se levantan del suelo.

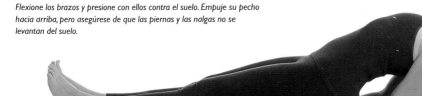

Consejos

- Compruebe que su peso recae sobre los codos y que éstos no se separan.
- Arquee el pecho hacia arriba tanto como le sea posible.

3

Lleve la cabeza hacia atrás y repose la parte superior de la misma sobre el suelo; el pecho bien abierto. Mantenga el peso sobre los codos. Respire a nivel del pecho y del abdomen. Permanezca en esta posición unos 10-20 segundos. A medida que vaya ganando fuerza, intente aguantar cada vez más tiempo en esta posición.

Las posturas invertidas

Es importante finalizar una sesión de yoga con posturas invertidas, ya que ayudan a apaciguar la mente y la preparan para la relajación; también refrescan el cuerpo. Con las posturas invertidas la sangre fluye más fácilmente por la parte superior del cuerpo, corazón y cerebro, ayudando a mejorar la circulación y a combatir la modorra. Estar cabeza abajo también le permite ver el mundo desde otro punto de vista.

Sarvangasana: postura sobre los hombros

Se trata de una postura invertida que revitalizará y rejuvenecerá todo su cuerpo. Sin embargo, su función más importante es la estimulación de las glándulas paratiroides, que resulta de presionar el mentón contra la base de la garganta. Además, dado que limita la utilización de la parte superior de los pulmones, favorece la respiración abdominal y puede de esta forma mejorar la paciencia, la relajación y la sensación de dejarse ir. Puede mantener el Sarvangasana durante varios minutos.

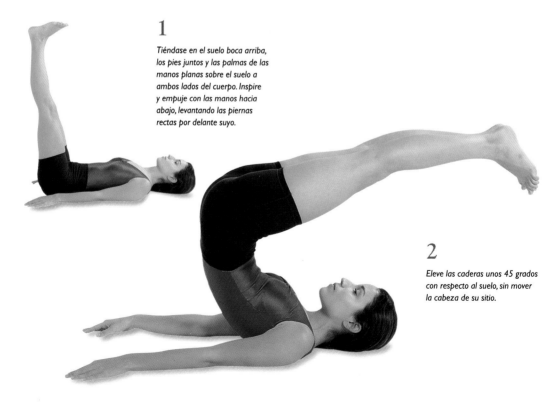

1

Tiéndase en el suelo boca arriba, los pies juntos y las palmas de las manos planas sobre el suelo a ambos lados del cuerpo. Inspire y empuje con las manos hacia abajo, levantando las piernas rectas por delante suyo.

2

Eleve las caderas unos 45 grados con respecto al suelo, sin mover la cabeza de su sitio.

Los beneficios del Sarvangasana

- Estira la columna, ayudándole a mantenerla fuerte y ágil.

- Regula las glándulas tiroides y paratiroides.

- Ayuda a que la sangre fluya al corazón, aliviando así las venas varicosas.

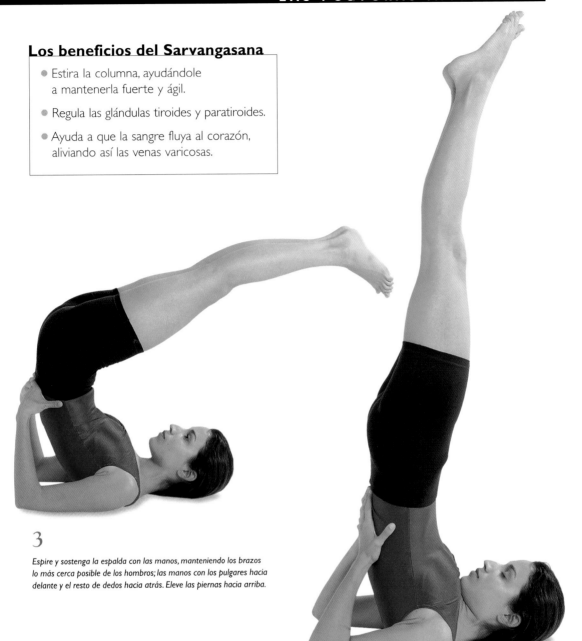

3

Espire y sostenga la espalda con las manos, manteniendo los brazos lo más cerca posible de los hombros; las manos con los pulgares hacia delante y el resto de dedos hacia atrás. Eleve las piernas hacia arriba.

Precaución

No realice la postura sobre los hombros si:

- Padece hipertensión.
- Tiene problemas oculares.
- Tiene sobrepeso.
- Está menstruando o está embarazada.

4

Estire la espalda y levante las piernas en posición vertical. Respire en esta posición y, empujando con las nalgas, manténgase lo más recto posible. Coloque los brazos cerca del cuerpo con las manos cerca de los hombros. Los pies deben estar relajados y dirigidos hacia el techo. Permanezca en esta posición mientras realiza cinco respiraciones en ujjayi (véase pág. 15).

Halasana: la postura del arado

Este asana parte de la postura sobre los hombros (véase pág. 54). La postura del arado constituye una gran flexión hacia delante que favorece la fuerza y la flexibilidad de la espalda y del cuello. Respire de forma rítmica y asegúrese de no torcer la cabeza o el cuello.

Beneficios del Halasana

- Fortalece el sistema nervioso.
- Mejora la circulación sanguínea.
- Estimula y masajea los órganos internos.
- Alivia cualquier tensión en los hombros y zona superior de la espalda.
- Reduce el insomnio.

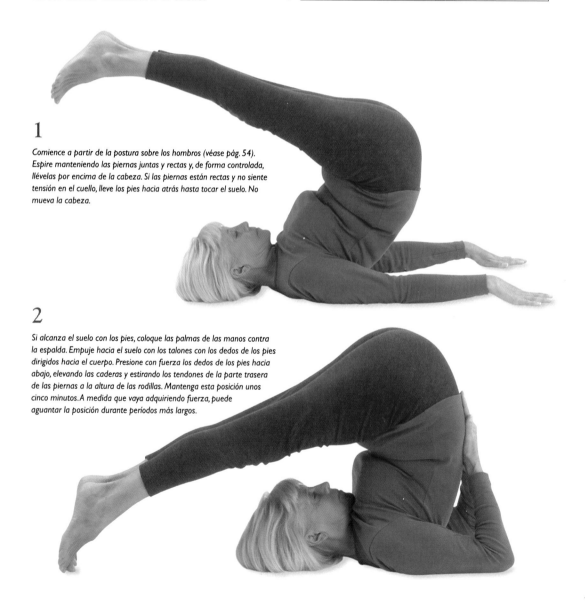

1

Comience a partir de la postura sobre los hombros (véase pág. 54). Espire manteniendo las piernas juntas y rectas y, de forma controlada, llévelas por encima de la cabeza. Si las piernas están rectas y no siente tensión en el cuello, lleve los pies hacia atrás hasta tocar el suelo. No mueva la cabeza.

2

Si alcanza el suelo con los pies, coloque las palmas de las manos contra la espalda. Empuje hacia el suelo con los talones con los dedos de los pies dirigidos hacia el cuerpo. Presione con fuerza los dedos de los pies hacia abajo, elevando las caderas y estirando los tendones de la parte trasera de las piernas a la altura de las rodillas. Mantenga esta posición unos cinco minutos. A medida que vaya adquiriendo fuerza, puede aguantar la posición durante períodos más largos.

Setu Bandha Sarvangasana: la postura del pequeño puente

Esta postura contrarresta las dos anteriores, ayudándole a liberar la tensión que pudiera haberse acumulado. La postura del pequeño puente ayuda a fortalecer el cuello y la columna y también aumenta la capacidad pulmonar.

1

Tiéndase boca arriba, las piernas flexionadas, los hombros bien abiertos y los brazos a ambos lados del cuerpo.

2

Espire y levante las caderas, sosteniendo la parte inferior de la espalda con las manos, con los pulgares hacia delante y el resto de dedos hacia atrás. Mantenga hombros, cuello y cabeza en el suelo durante todo el ejercicio.

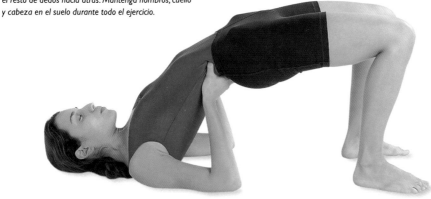

3

Eleve las caderas y el pecho todo lo que pueda y respire a nivel del pecho. Debería sentir un gran estiramiento en los muslos. Mantenga las rodillas paralelas y los dedos de los pies hacia delante. Trate de mantener cuello, cabeza y hombros sobre el suelo. Respire profundamente a nivel del pecho en lugar de hacerlo a nivel abdominal. Mantenga la posición mientras realiza cinco respiraciones en ujjayi (véase pág. 15).

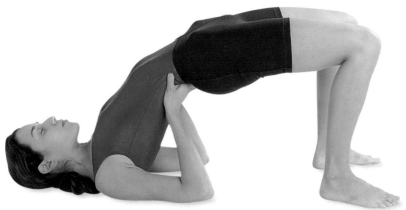

Sirshasana: postura sobre la cabeza

Esta reina de las posturas estimula todo el organismo: favorece la circulación, nutre la columna vertebral, el sistema nervioso y el cerebro, aumenta la memoria y la atención, y refuerza la respiración. Para la postura sobre la cabeza necesitará cierta fuerza en brazos, abdomen, hombros y cuello, que puede adquirir mediante la práctica de asanas en posición erguida.

Precaución

Practique la postura sobre la cabeza con una pared detrás, por si pierde el equilibrio. No debe realizar esta postura si:

- Padece hipertensión.
- Tiene problemas oculares.
- Tiene sobrepeso.
- Está menstruando o está embarazada.

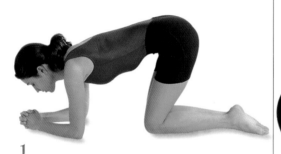

1

Empiece desde la postura del feto (véase pág. 39). Eleve las nalgas hacia arriba. Apoye los codos en el suelo y junte las manos entrelazando los dedos. Abra un poco las manos de modo que, junto con los codos, formen un triángulo.

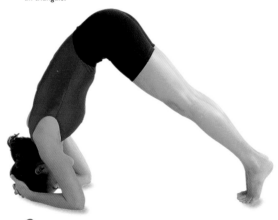

2

Coloque la parte trasera de la cabeza entre las manos entrelazadas. Ahora, estire las piernas, elevando las caderas hacia arriba. Empuje con los codos hacia abajo. Su cuerpo debe tomar la forma de una "V" invertida.

3

Lleve los pies hacia los codos hasta que las caderas estén alineadas con la cabeza y sienta cómo se estira su espalda. Flexione las piernas y levante los pies del suelo, llevando los talones hacia las nalgas. Mantenga el peso sobre los codos, no sobre la cabeza.

4

Lentamente, empiece a estirar las piernas, dirigiendo los pies hacia el techo. Trate de mantener esta posición durante unos 30 segundos y respire con normalidad. Puede aumentar el tiempo de forma gradual hasta llegar a los tres minutos. Deshaga la postura comenzando por flexionar las piernas, luego baje las caderas y, de forma controlada, descienda los pies hasta tocar el suelo. Ahora, relájese en la postura del feto (véase pág. 39).

Kakasana: la postura del cuervo

Al igual que la postura del árbol (véase págs. 44-45), la postura del cuervo es un buen ejercicio para mejorar el equilibrio físico y mental. Es un asana divertido, pero requiere concentración. Puede parecer una postura para avanzados, pero en realidad, una vez se domina el equilibrio, es bastante fácil.

La postura del cuervo desarrolla la fuerza en la parte superior del cuerpo. El truco es mantener el equilibrio mientras el peso se desplaza hacia las manos. Asegúrese de que las caderas están levantadas, las rodillas apoyadas sobre los brazos y la cabeza hacia arriba. Los pies deben estar juntos y relajados.

Beneficios del Kakasana

- Estira brazos, muñecas y hombros, aumentando la flexibilidad de todos ellos.
- Fortalece brazos, hombros, muñecas y manos.
- Aumenta la capacidad pulmonar.
- Desarrolla la atención y la concentración.
- Favorece la toma de conciencia y la serenidad mental.
- Fomenta el equilibrio interior y aporta vitalidad y energía.

3

Lentamente, levante los pies del suelo y desplace gradualmente todo el peso de su cuerpo hacia las manos. Respire de forma estable. Mantenga esta posición tanto tiempo como le sea posible.

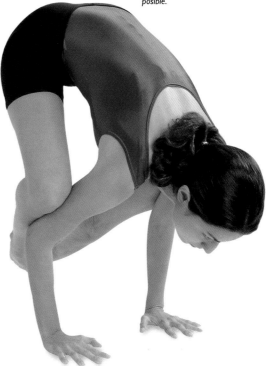

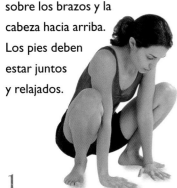

1

Posición de partida en cuclillas. Coloque las palmas de las manos firmemente sobre el suelo, justo debajo de los hombros, y los brazos entre las rodillas. Separe bien los dedos de las manos (como la garra de un cuervo).

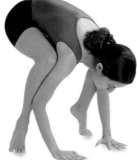

2

Flexione los brazos, póngase de puntillas y apoye las rodillas en la parte posterior de los brazos, cerca de las axilas. Inspire, contenga la respiración y desplace de forma gradual su peso hacia delante, hacia las manos abiertas.

Sea cuidadoso con sus pensamientos

Nuestros pensamientos y creencias sirven para crear nuestra propia realidad. Por este motivo, cambiar los pensamientos puede modificar nuestras vidas. Se puede decir que pensar es una gran responsabilidad. Si concedemos atención a nuestros pensamientos, les ayudamos a crecer. Un pensamiento negativo crecerá igual que uno positivo, causando el efecto correspondiente en nuestra experiencia.

El componente básico de nuestro universo físico es la energía. La materia está compuesta por energía densa, los pensamientos por energía más sutil. Cualquier cosa que hayamos creado se ha generado primero en nuestros pensamientos. El pensamiento crea una imagen, una forma, que magnetiza la energía y la hace fluir a través de ella, pudiendo luego manifestarse en el plano físico.

Crearemos y, por tanto, atraeremos hacia nuestras vidas las creencias y los deseos en los que nos hayamos concentrado con mayor intensidad. Si somos negativos y miedosos, atraeremos experiencias que reflejan tales pensamientos y sentimientos. En cambio, si tenemos una actitud positiva, atraeremos mayor placer, salud y felicidad.

El yoga es una de las prácticas que considera el pensamiento positivo como uno de sus componentes principales. La práctica del yoga nos ayuda a deshacernos de los viejos pensamientos, creencias y actitudes que han dejado de servirnos. Asimismo, nos conecta con la inteligencia y sabiduría de nuestros cuerpos y nos ayuda a utilizar el poder de nuestras mentes de forma constructiva.

Nuestros éxitos y desgracias no están producidos por "el mundo exterior", sino por nuestro "mundo interior". Al explorar nuestro mundo interior y tomar conciencia del mismo podemos comprender las pautas escondidas con las que creamos nuestra realidad. No necesitamos años de psicoanálisis para "encontrarnos a nosotros mismos". A través del yoga, "la antigua ciencia de la vida", podremos relajarnos y disfrutar de esta búsqueda interior.

El yoga nos brinda la oportunidad de escuchar la sabiduría de nuestro propio cuerpo, serenar nuestra mente y crear las condiciones para disfrutar de una manera de ser y de estar más felices.

Trabajar de forma creativa con nuestros pensamientos

Para trabajar creativamente con sus pensamientos, es necesario aprender a controlarlos. Se trata de apaciguar la mente reactiva y liberarla de los condicionamientos negativos y de los viejos patrones de comportamiento que ya no le sirven. La meditación, los mantras, las afirmaciones, el control de la respiración y la visualización pueden ser herramientas de gran ayuda.

La meditación es una herramienta ideal para librar a nuestra mente de impedimentos y miedos. Con la meditación, lo personal se conecta a lo universal, permitiéndonos liberar energía creativa y hallar el sosiego. Para poder meditar es importante desarrollar el poder de concentración de la mente. Los mantras, las afirmaciones y el control de la respiración le ayudarán a desarrollar dicha concentración.

Las afirmaciones son declaraciones de palabras positivas que debemos repetir una y otra vez, y que tienen como objetivo reprogramar nuestro subconsciente. Es preciso que sea usted muy cuidadoso con las cualidades que desea adquirir, y realizar las afirmaciones en tiempo presente. La mente subconsciente le responderá en función de las afirmaciones que haya expresado. Así, por ejemplo, si usted dice: "Voy a ponerme en forma y a mejorar mi salud", lo está afirmando en tiempo futuro, por lo que la mente responderá consecuentemente como algo "que va a suceder en el futuro" y no "ahora". Para que el poder de la afirmación surta efecto en la actualidad, realice la afirmación en tiempo presente: "estoy en forma y sano".

Los mantras son sonidos que resuenan en nuestro cuerpo e invocan ciertas energías del mismo. Poco a poco, la repetición del canto de los mantras le llevará a un estado alterado de conciencia. Puede empezar por la repetición constante de un mantra, primero en voz alta, luego mentalmente. Como alternativa, puede meditar concentrándose en el sonido de su respiración y desligar su mente de los pensamientos que la atraviesan. Una vez sentado en una posición cómoda y con la espalda bien recta, puede empezar a relajarse respirando de forma rítmica. Déjese ir y disfrute de esta sensación. Ahora, escoja un mantra de afirmación y repítalo mentalmente una y otra vez, o bien, concéntrese en una imagen. Cuando su mente comience a divagar, recondúzcala al objeto de concentración. Desarrollar la concentración puede tomarle un tiempo considerable, pero no desfallezca, persevere y practique, aunque sólo sean cinco minutos al día. A medida que su concentración mejore, el tiempo de meditación irá aumentando de forma gradual. Si no halla un mantra adecuado, repita el siguiente: "Om Shanti Shanti Shanti" (paz, paz, paz). Y, ¡buen viaje!

Glosario

Adho Mukha Shvanasana
La postura del perro que se estira; un asana de flexión hacia delante.

Ajnâ (chakra del entrecejo)
Es el sexto chakra y está situado en el entrecejo, en el punto del "tercer ojo".

Anâhata (chakra del corazón)
Es el cuarto chakra y se halla en el centro del corazón.

Anuloma Viloma
Respiración alterna.

Asana
Ejercicio físico de yoga. "Asana" es un término sánscrito cuya traducción es "postura".

Aswini mudra
Un cierre que fortalece los músculos pélvicos.

Bhadrasana
La postura de la mariposa.

Bhujangasana
La postura de la cobra; un asana de flexión hacia atrás.

Bilikasana
La postura del gato.

Chakras
Centros de energía en el etérico cuerpo astral.

Cuerpo astral
El cuerpo sutil que contiene el prana, las emociones y la mente.

Dhanurasana
La postura del arco; un asana de flexión hacia atrás.

Gunas
Son las tres cualidades de la naturaleza: Sattva, Rajas y Tamas. Cualquier cosa del universo está hecha de estas gunas, lo que cambia es la proporción de cada una de ellas.

Halasana
El término sánscrito que designa la postura del arado; un asana invertido.

Hatha yoga
Un camino del yoga que incide principalmente sobre el cuerpo físico como medio para conseguir la iluminación.

Ida
Uno de los tres meridianos principales del cuerpo astral a través del que pasa la energía o el prana. Está situado a la izquierda de sushumna.

Janushirshasana
La postura de cabeza a la rodilla; un asana de flexión hacia delante.

Kakasana
Es el nombre sánscrito de la postura del cuervo; un asana de equilibrio.

Kapalabhati
Un ejercicio de purificación de los pulmones, senos y tracto respiratorio.

Kundalini
La energía cósmica que reside en el chakra basal.

Manipûra (chakra del plexo solar)
El tercer chakra, situado en la zona del plexo solar. Es el principal almacén de prana.

Mantra
Una palabra o frase mágica repetida en voz alta o mentalmente. Se utiliza para concentrar la mente durante la meditación.

Maricyasana
La torsión de columna; un asana de torsión.

Matsyasana
La postura del pez; un asana de flexión hacia atrás.

Mudhasana
La postura del feto; un asana de flexión hacia delante.

Mudra
Un gesto de manos o "sello" de yoga que canaliza el prana.

Mûlâdhâra (chakra raíz)
Situado en la base de la columna vertebral. Es el primer chakra, de ahí su nombre de chakra raíz.

Nadis
Canales sutiles en el cuerpo astral, por donde fluye el prana.

Namaste mudra
Un mudra en el que las manos

están juntas en actitud de oración.

OM
Es el símbolo sagrado de Dios como el Absoluto. Es también un mudra que se utiliza durante la meditación, y el sonido de la vibración del universo.

Padmasana
La postura de la flor de loto. Una postura meditativa que imita a la flor de loto.

Parsvottanasana
El gran estiramiento lateral; un asana en posición erguida.

Pingala
Situado a la derecha del sushumna. Es uno de los tres nadis más importantes que canalizan el prana en el cuerpo astral.

Prana
La fuerza vital que fluye a través de los nadis del cuerpo astral.

Pranayama
Ejercicios de respiración para purificar y fortalecer la mente y el cuerpo.

Rajas
Una de las tres gunas. Las cualidades de la raja son la hiperactividad y la pasión.

Sahasrâra (chakra de la coronilla)
Es el séptimo y más alto de los chakras, y está situado en la coronilla.

Sánscrito
El idioma literario más antiguo de la India. Se dice que fue la lengua de los dioses.

Sarvangasana
Postura sobre los hombros; un asana invertido.

Sattva
Una de las tres gunas. Las cualidades de la sattva son la pureza y la lucidez.

Setu Bandha Sarvangasana
La postura del pequeño puente; un asana de flexión hacia atrás.

Shatki
La energía primordial cósmica que se manifiesta en la personificación de la Gran Diosa o kundalini.

Shavasana
La postura del cadáver; un asana de relajación.

Shiva
Dios hindú y la inspiración divina del yoga.

Suryanamascar
La salutación al sol.

Sushumna
Un canal del cuerpo astral que corresponde a la columna y a través del cual puede viajar la energía kundalini.

Svâdhistâna (chakra sexual)
El segundo chakra situado en la zona genital.

Tadasana
La postura de la palmera; un asana en posición erguida.

Tamas
Una guna cuyas cualidades son la inercia, la somnolencia y la pereza.

Trikonasana
Término sánscrito de la postura del triángulo; un asana en posición erguida.

Ujjayi
Una técnica respiratoria que produce un sonido gutural.

Uttanasana
Flexión hacia delante; un asana de flexión.

Virabhadrasana
La postura del guerrero; un asana en posición erguida.

Vishuddhi (chakra de la garganta)
Es el quinto chakra y se halla en la base del cráneo. Está relacionado con la expresión.

Yoga mudra
Una flexión hacia atrás.

Yogui
Un hombre que practica yoga.

Yoguini
Una mujer que practica yoga.

Índice